北京市社会科学基金项目（19JDSRB008）

失能老人的
居家照护与生存境遇

SHINENG LAOREN DE
JUJIA ZHAOHU YU SHENGCUN JINGYU

彭迎春 ／ 著

中国社会出版社

国家一级出版社·全国百佳图书出版单位

图书在版编目（CIP）数据

失能老人的居家照护与生存境遇 / 彭迎春著．－－ 北京：中国社会出版社，2023.2
ISBN 978-7-5087-6306-4

Ⅰ．①失… Ⅱ．①彭… Ⅲ．①老年人－护理－研究
Ⅳ．① R473.59

中国版本图书馆 CIP 数据核字（2023）第 020353 号

出 版 人：程　伟		终 审 人：王　前	
责任编辑：马潇潇		策划编辑：马潇潇	
责任校对：刘海飞		封面设计：时　捷	
出版发行：中国社会出版社		地　　　址：北京市西城区二龙路甲 33 号	
邮政编码：100032		编 辑 部：(010)58124868	
网　　址：shcbs.mca.gov.cn		发 行 部：(010)58124868	
经　　销：新华书店			
印刷装订：北京九州迅驰传媒文化有限公司		开　　本：170 mm×240 mm　1/16	
印　　张：16.75		字　　数：250 千字	
版　　次：2023 年 2 月第 1 版		印　　次：2023 年 2 月第 1 次印刷	
定　　价：68.00 元			

中国社会出版社微信公众号

中国社会出版社天猫旗舰店

感谢首都医科大学医学人文学院学科建设经费的出版资助

前　言

　　世界卫生组织将老年人的划分标准界定为：60~74岁的人群为年轻老年人，75~89岁的人群为老年人，90岁以上的人群为长寿老人。老年人群年龄跨度范围的向上延展，预示着高龄化的现象正日益呈现。近年来，随着人均期望寿命的不断延长，"银发浪潮"正席卷全球。自1999年起，我国已迈入老龄化社会，老年人口规模日益壮大、老龄化程度日益加深。据第七次全国人口普查数据，截至2020年11月1日零时，我国60岁及以上老年人口为2.6402亿，占总人口的18.7%，65周岁及以上老年人口为1.9064亿，占总人口的13.5%。截至2021年底，我国60岁及以上老年人口达2.67亿，占总人口的18.9%。"十四五"时期，我国60岁及以上老年人口总量将突破3亿，占总人口的比例将超过20%，届时我国将步入中度老龄化社会。

　　为了纾解老龄化社会所带来的巨大社会经济压力，党的十九大报告中对此问题予以高度关注并明确提出："为人民群众提供全方位全周期健康服务"，"积极应对人口老龄化，构建养老、孝老、敬老政策体系和社会环境，推进医养结合。"医养结合服务目前已在全国各地陆续开展，其服务模式和服务内容在因地制宜中不断推陈出新，以满足各地老年人口多层次、多样化的复杂服务需求。党的二十大报告再次强调："实施积极

1

应对人口老龄化国家战略,发展养老事业和养老产业,优化孤寡老人服务,推动实现全体老年人享有基本养老服务。"当下,积极应对人口老龄化成为党和国家的重点工作之一,积极应对人口老龄化,需要充分调动政府、市场、社会、家庭以及老年人在内的各方力量来共同面对,发挥有为政府的顶层设计和兜底功能,形成全民行动的人际新态势,推动养老产业和养老事业协同发展,以期满足老年人多样化、个性化的需求,着力增强老年人的获得感、幸福感和安全感。

近年来,我国人口老龄化呈现出数量多、速度快、差异大、任务重的形势和特点。在人均预期寿命不断增加的同时,老年人却多数呈现出长寿但并不健康的生存样态,老年群体的晚年生活状况和生命质量并不乐观。伴随着社会老龄化程度的逐渐加剧,失能老人的数量和规模日益递增,失能生存期不断延长,失能老人的养老照护问题面临诸多挑战。实践表明,健康老龄化是应对人口老龄化成本最低、效益最好的手段和途径,健康老龄化聚焦于维护老年人的内在能力、改善老年人的外部环境、延长老年人的健康预期寿命。

北京市在我国属于率先进入老龄化的城市之一。截至2021年底,北京市60岁及以上常住人口441.6万,占常住总人口的20.18%;比2020年增加11.7万人。65岁及以上常住人口311.6万,占常住总人口的14.24%;比2020年增加20.4万人,也是近5年增量最多、增长幅度最大的一年。其中60岁及以上户籍人口388.3万,占户籍总人口的27.5%;65岁及以上户籍人口279.2万,占户籍总人口的19.8%。2022年9月,《北京市老龄事业发展报告(2021)》指出,北京市跨入中度老龄化社会。作为特大型城市之一,北京市的老年人口规模庞大,老龄化的社会问题尤为突出;作为首善之区,北京市的老年人群生存状态和养老服务问题更会受到普遍关注。

在北京,人口老龄化日益呈现出中心城区老龄化程度高、郊区相对较低的分布特征，以及老龄人口增长迅速和高龄、失能老年人口数量逐年递增的趋势。据统计，目前完全失能的老年人口占老年人口的5.5%，约为20万人。如此庞大的失能老人群体，无论对于其所在家庭还是对于当下社会而言，均会形成较大的照护负担和沉重的经济压力。

根据世界卫生组织的界定，失能老人主要是指由于身心功能受损导致无法完成穿衣、洗澡、吃饭、室内活动、上厕所、控制大小便中的任何一项活动，在日常生活中需要他人协助的老年人。目前，我国失能老人的照护方式主要有：居家照护、机构照护和社区照护。据悉，与机构照护相比，85%的老年人更倾向于选择家庭照护。与此同时，60%以上的老年人及其所在家庭表示，家庭环境通常不能适应失能老人身体状况的各种变化。由此可见，当下老年人的养老选择倾向与其家庭成员的照护意愿之间，仍然存在一定的分歧。截至2019年3月，北京市民政部门登记在册的养老机构共计536所，共有床位105955张，其中社区养老床位8442张，这些床位资源如能给予失能老人群体并得以充分利用，尚可在一定程度上缓解家庭养老照护的艰巨负担。然而，在实际运营中，养老机构因考虑到自身沉重的照顾负担和照顾难度，普遍存在不愿意接收生活不能自理的失能老人的现象。因此，现阶段机构照护还远不能满足失能老人的多样化需求，而且，越是失能程度严重的老年人，越是无法入住养老机构以获得专业性的团队照护。与此同时，随着我国的家庭规模越来越趋向于核心化、小型化，夫妻双方为双职工家庭的数量逐渐增多，失能老人需要他人持续性照护的概率大幅增加。因此，家庭照护者承受着较以前更为沉重的经济负担和精神压力。这些照护负担和精神压力如果长期不能得到有效纾解，久而久之终将会导致失能老人家庭关系的不断恶化和当前社会稳定秩序的逐渐失范。

2019年，国务院办公厅《关于推进养老服务发展的意见》提出："支持养老机构运营社区养老服务设施，上门为居家老年人提供服务。将失能老年人家庭成员照护培训纳入政府购买养老服务目录,组织养老机构、社会组织、社工机构、红十字会等开展养老照护、应急救护知识和技能培训。"据此,失能老人如处于长期居家养老的境况下,应该可以获得一定的社区养老机构或社区卫生服务机构提供的上门服务。与此同时,失能老人的家庭成员也应该可以得到相应的专业服务机构或技术部门提供的照护技能培训。如能使用适宜适用的专业技术,为家庭照护者适度赋能,终将有利于推进失能老人居家照护模式的长效运行。

党的十九届五中全会已将积极应对人口老龄化确定为国家战略。2021年10月13日,在中国传统节日重阳节来临之际,习近平总书记对老龄工作作出重要指示,强调"贯彻落实积极应对人口老龄化国家战略,把积极老龄观、健康老龄化理念融入经济社会发展全过程","加快健全社会保障体系、养老服务体系、健康支撑体系","让老年人共享改革发展成果、安享幸福晚年"。健康老龄化强调关口前移和主动健康,是践行积极老龄观、实现积极老龄化的必由之路和必要条件。积极老龄观和健康老龄化相辅相成,科学老龄观、主动老龄观、有为老龄观等构成积极老龄观的核心内涵。2022年2月,国家卫生健康委等15部门联合印发《"十四五"健康老龄化规划》,提出的核心目标是:到2025年,老年健康保障制度更加健全,老年人健康生活的社会环境更加友善,老年人健康需求得到更好满足,老年人健康水平不断提升,健康预期寿命不断延长。"十四五"时期是我国积极应对人口老龄化的重要窗口期,其核心任务是提高老年人的主动健康能力,建立综合连续的老年健康服务体系,促进健康老龄化进入新的发展阶段。在新的发展阶段新的发展理念的引领下,针对失能老人这类特殊的困难群体,为其提供综合连续的健康服务,提升其主动健康能力,同样不容忽视。

2021年11月18日,中共中央、国务院《关于加强新时代老龄工作的意见》提出,要着力解决老年人在养老、健康、精神文化生活、社会参与等方面的现实需求问题，深入挖掘老龄社会潜能，激发老龄社会活力，切实增强广大老年人的获得感、幸福感和安全感。该意见特别强调：注重发挥家庭养老、个人自我养老的作用，形成多元主体责任共担、老龄化风险梯次应对、老龄事业人人参与的新局面。意见要求：各地根据财政承受能力，制定基本养老服务清单，对健康、失能、经济困难等不同的老年人群体，分类提供养老保障、生活照料、康复照护、社会救助等适宜服务。意见同时提出，完善从专业机构到社区、家庭的长期照护服务模式。按照实施国家基本公共卫生服务项目的有关要求，开展失能老人健康评估与健康服务。依托护理院（中心、站）、社区卫生服务中心、乡镇卫生院等医疗卫生机构以及具备服务能力的养老服务机构，为失能年人提供长期照护服务。由此可见，失能老人作为老年人群中的一类生存境况更为特殊的困难群体，近年来已受到国家和各级政府部门的高度关注。如何促使失能老人能够得到较为妥善的长期稳定的生活照护，如何使其尽可能如普通老人般安度晚年，如何缓解其家庭照护者的生计压力，如何同时改善失能老人及其照护者的生存境遇等，已成为当下甚至将来很长一段时期内亟待解决的深层社会问题。

据《老龄蓝皮书：中国城乡老年人生活状况调查报告（2018）》，由于各方面的原因，当代老年人依然面临诸多问题，主要表现为收入水平总体不高，失能问题日益突出等。老年人的健康状况通常面临疾病风险、失能风险、残障风险、死亡风险四大类型的风险挑战，由于风险问题存在不断蔓延和相互浸染等特征，四大风险之间通常还会存在叠加效应或累积效应。2019年，健康中国行动推进委员会颁发《健康中国行动（2019—2030年）》，在重大行动的第十条中专门提出"老年健康促进行动"，并表明我国2015年度老年人失能发生率为18.3%。随着社会人口老龄化问题的日益加剧，老龄人口中多病共存状况及失能老人的数量规模也呈现持续递增趋势，失能老人的日常生活照料服务及医疗卫生服务等多层次、多样化的需求层出不穷。

在老龄化伴随高龄化趋势日益严峻的当下，如何充分发挥家庭特有的角色功能、为老龄群体中的失能老人提供充足且舒适的家庭照料服务，对于失能老人的家庭成员而言，是不得不面对的亲情与责任双重挑战，更是必须要妥善解决的代际伦理问题。然而，在家庭规模日益呈现小型化、核心化的社会发展趋势下，家庭照护者数量明显匮乏，如何有效缓解失能老人代际照料资源不足的现实困境，如何为家庭代际照护者提供充足、适宜且必需的社会支持，是政府决策者及相关部门的管理者理应思考的社会问题和必须肩负的社会责任。

对于失能老人而言，因其自身躯体活动严重受限，外界的社会支持和政策保障可以相对改善其长期居家生活质量。但更为关键的还是要有相对固定的、随叫随到的、可以持续陪伴其左右的家庭照护者，为其提供日常生活照料服务以及协助其解决基本医疗卫生服务需求。在我国面临未富先老、未备先老、失能老人基数不断扩大的现实困境下，考虑到我国老年人特有的家庭生活情结，如何有效协调家庭照护者的内部关系和利益分配以及更为方便快捷地获取外部社会资源，以便更好地满足失能老人的居家照护的多元化服务需求，已成为摆在各级政府和基层社会组织机构面前无法回避的现实困境。

目　录

附录

第一章　失能老人长期照护中的健康责任辨析

第一节　失能老人的健康内涵及长期照护模式的发展趋向

1948年，世界卫生组织对健康的具体内涵进行了如下界定：健康不仅是没有疾病或虚弱现象，而且是个体在身体上、心理上、社会适应上的完好状态①。1978年世界卫生组织发表的《阿拉木图宣言》再次强调：健康是基本人权，达到尽可能的健康水平是世界范围内的一项最重要的社会性目标。根据世界卫生组织对健康内涵的新界定，老年人的健康也应该在生理、心理和社会适应三个层面体现完好状态。其中，在生理层面，应该尽量缩短老年人的余年寿命中带病、伤残和失能状态下的生存时间，尽可能地使其保持相对健康的生存状态直至生命的终点；在心理层面，应该促使老年人能够保持日常情绪的相对稳定，以及积极向上的精神风貌和生活心态；在社会层面，应该让老年人仍可以拥有相对融洽的人际关系，鼓励他们积极而平等地参与社会活动，具有与社会保持较

---

① WHO. Constitution of the World Health Organization: Principles [M]. Geneva: WHO, 1948: 13–15.

1

长时间互动的整体性能力①。在上述这三个层面中，老年人的生理健康起着基础性作用，是实现其心理健康和社会适应性的前提条件；而老年人的心理健康和社会健康又会反过来对其生理健康产生不同程度的影响，三个层面相互促进、互为因果②③。与此同时，在"生物—心理—社会"现代医学模式的指导下，医学的目的已不再局限于增进人们的健康、延长预期寿命，而是要更加关注如何改善人们的健康生命质量。失能老人处于长期照护模式下的生命质量，正日益成为备受关注的社会问题。

一、失能老人的健康内涵及健康服务需求的新理念

近年来，随着健康内涵的不断拓展和范围延伸，现已扩增至四个维度，即生理健康、心理健康（心理与环境的统一、心理与行为的整体性、人格的稳定性）、道德健康（每个人对健康负有责任，对社会承担义务）和良好的社会适应能力（对社会角色的适应以及良好的人际关系）。其中，道德健康作为一个新的发展维度，强调个体应该拥有健康、积极向上的信仰。良好的信仰是形成道德健康的基石。同时，个体应该具有高尚的品德与情操，这是道德健康的重要特征。另外，个体还应具有完美的人格。与健康内涵日益更新相伴随的是，人们对健康的需求和期望也会越来越高，在老年人的健康服务领域亦是如此。

世界卫生组织指出，失能主要是指损伤、活动受限和社交能力受限的总称，代表个体（健康状况）与其背景因素（环境和个人因素）相互作用的消极方面。于失能老人而言，他们对健康同样会呈现出多维度的需要。但是，由于其多病共存的身体状况，全面恢复至完全健康的状态已然不太

① 刘玮玮.当代中国老年健康伦理研究［M］.北京：中国社会科学出版社，2021：8.
② WHO. Constitution of the World Health Organization: Principles［M］. Geneva: WHO, 1948: 13–15.
③ 周丽苹.老年人口健康评价与指标体系研究［M］.北京：红旗出版社，2003：8.

现实且更不可行。如若能从生理、心理和社会适应等不同层面，分别采取相应的对症措施以改善失能老人的健康生存状态，仍不失为权宜之计。尤其是在失能老人处于需要长期照护的生存境况下，为其选择适宜的照护模式，不断提升照护服务质量，仍可以改善其生存体验和健康水平。

在我国，未富先老的老龄化社会进展迅猛，失能老人的长期照护服务供不应求，家庭照料人力资源匮乏现象日益凸显，机构照料床位不足且所需费用高昂。基于家庭照护者的角度而言，在社会化养老机制尚不完善及自身缺乏系统规范的照顾知识的境况下，借助专业医务人员进行居家技术指导，可明显减轻其照护负担和精神压力。基于政府决策者的角度而言，这种照护形式与机构型服务相比可以明显提高效率①。据文献报道，家庭医生团队服务模式参与居家照护可减少失能老人的并发症及再住院次数②。建立家庭病床对失能老人进行综合护理，可提高失能老人的生存质量及家庭照护者的幸福感③。课题组前期研究发现，借助基层医务人员中家庭医生团队的服务力量和专业技术资源，指导家庭照护者对失能老人进行居家照护和健康管理，不失为缓解当下失能老人居家照护困境的一种便捷易行的途径④。

二、失能老人长期照护模式的区域发展概况

在我国台湾地区，自20世纪80年代开始推行长期照护制度，经历了从依靠机构到优先发展社区和居家照护的发展历程。2007年，我国台湾

---

① 邵爽，聂立华，钱晨光，等.北京市城区失能老人家庭照顾者生活质量研究［J］.医学与社会，2014，27（7）：1-4.
② 赵俊，马勇，彭磊，等.上海市家庭医生团队服务减少居家养老失能老人并发症的效果研究［J］.中华全科医师杂志，2016，15（7）：524-528.
③ 徐言民，祝静，李瑞祥，等.家庭病床干预对社区失能老人日常活动能力及幸福感的影响［J］.实用老年医学，2017，31（6）：529-531+535.
④ 张如意，彭迎春，张志颖."村医社医联动"签约模式在京北山区老年居民中的应用效果及对策研究［J］.中国全科医学，2022，25（4）：445-452.

地区推动"长期照护十年计划",含医疗服务、个人照顾与社会照顾,以"居家护理"为主要理念,同时推行"在地老化"和"去结构化"等相关政策。中国台湾地区的全民保健围绕基层诊所和家庭医师的核心功能,探索整合型照护计划。其中,中国台湾彰化基督教医院作为发展居家照护的实践先驱,组建了跨专业的居家照护团队[①]。跨专业的居家照护团队的组织结构形成及其服务内容的综合供给,可有力推动"居家护理"和"在地老化"政策的有效落地。

国外关于失能老人长期照护的相关研究起步较早,社会化照料模式已相对成熟。在亚洲地区的部分国家,如在新加坡,通过建立社区医院,为失能老人提供护理和康复治疗,为有残疾的贫困老人提供在福利机构居住的机会。在日本,有为身体不便和患病的失能老人建立个性化护理服务的商业养老院,由团队人员为老人提供服务。在美洲地区,如在加拿大,对失能老人构建维持自理能力的综合服务模式,减少躯体功能下降和障碍的发生率,提高其生活满意度。在美国,针对中、重度失能老人,主要是提供全程护理服务模式,具有服务弹性化、跨专业团队等特点。在丹麦、瑞典等欧洲国家,于20世纪60年代初提出"在地老化"理念,即利用社区资源照顾老人,使其在熟悉的地方自然老化。"在地老化"理念的提出,逐渐从注重"机构式照护"过渡到"居家、社区式照护",注重链接社区各类资源,以全面构建老年人的社区照顾支持网络。在澳大利亚,红十字会为65岁以上的失能老人提供个性化的重症监护以及暂托护理等服务[②③④]。不同国家的照护实践经验表明,对于失能老人而言,

① 杨成洲.台湾"长期照顾十年计划"研究[J].社会保障研究,2015(2):91-98.

② Stewart M J, Georgiou A, Westbrook J I. Successfully integrating aged care services: a review of the evidence and tools emerging from a long-term care program [J]. International Journal of Integrated Care, 2013 (1): 1-14.

③ Monk A. Handbook of erotological services [M]. Columbia: Columbia University Press, 1990: 203.

④ 陈娜,王长青.日本介护保险制度对健全我国失能老人照护体系的启示[J].中国卫生事业管理,2019,36(2):104-107+142.

社区护理和居家照护相结合的方式较为适宜，各方主体责任分明且均将失能老人的生命质量作为关注重点。因此，针对失能老人的日常生活照料和医疗卫生服务需求的个性化、多样化等特点，推行基于社区层面的资源链接的跨专业团队的整合照料服务，对于改善失能老人的健康状况和生命质量，提升失能老人的安全感、获得感和幸福感，具有较好的社会价值。

第二节　失能老人居家照护的健康责任辨析

责任泛指特定社会关系中的行为主体对任务的自由确认与自觉服从。根据责任的不同内涵和属性，可将其分为道德责任、法律责任和政治责任等[1][2][3]。健康责任主要是指在实现健康权利的过程中，不同责任主体各自应该承担的相应义务，因而在理论上属于道德责任的范畴。美国医学伦理学家 H.M.萨斯在《论健康责任》中，曾论及两大核心问题：其一，如何确认健康责任的主体；其二，如何界定不同主体的责任范围。在当下，获得普遍认同且可供选择的健康责任主体，主要包括个人、家庭、社会、政府、机构[4]。对于失能老人群体而言，在其处于长期居家照护的生存境况下，同样需要个人、家庭、社会、政府及机构等多方力量的协同配合，围绕失能老人的多样化需求，开展多元主体通力协作的日常生活照料和健康照护服务。健康价值的指向决定了个体、社会和国家对健康

① 刘远明.个体健康责任的伦理与逻辑［J］.贵州社会科学，2015（9）：96-100.
② 肖祥.责任伦理的困境与出路［J］.中国特色社会主义研究，2019（1）：63-70.
③ 喻文德.责任原则：公共健康的伦理研究［D］.长沙：湖南师范大学，2011：23-25.
④ Tempels T, Verweij M, Blok V. Big Food's Ambivalence：Seeking Profit and Responsibility for Health［J］. American Journal of Public Health, 2017, 107（3）：402-406.

的保护均有不可推卸的责任。基于此，对于失能老人居家照护所涉及的
各类主体的健康照护责任可进行如下辨析。

一、失能老人的个体健康责任辨析

格拉斯纳认为，当危害健康的因素与个体生活方式和行为相关，
而医学对此束手无策时，个体对自身行为的控制成为拯救健康的重要
途径[①]。这强调了个体健康责任的不可替代性和责无旁贷性。在一些国
家，如新加坡的医疗卫生制度的基本原则首先是强调个人责任，其次才
是政府的必要支持。关于个体的健康责任，目前主要存在以下两种不同
的观点。一种观点认为，基于个人责任的政策将带来健康行为的改变、
更好的健康结果和医疗支出的减少。另一种观点则认为，将个人责任作
为医疗资源分配的基础，不太可能激发个体积极的行为改变，且可能加
剧健康的不平等，导致健康状况的恶化。对美国西弗吉尼亚州医疗补助
制度改革案例进行分析研究发现，注重个人健康责任的政策，在实践中
反而有可能会加剧医疗费用支出的整体增长[②]。现有文献探讨了在健康
政策中要求老年人对其自身的生活方式承担个体责任的争论，认为政府
卫生政策的趋势即是责任化。支持老年人在卫生政策中负起责任也存在
两种不同的观点，即这究竟是为个人利益服务，还是减轻集体手段的压
力[③]？因此，在失能老人的居家照护服务模式中，个体责任是否依然存在
或业已阙如？如何进行失能老人个体相关责任的界定？这些问题有必要
根据个体的失能程度进行有区别的划分。

---

① 李红文.论健康责任［J］.中国医学伦理学，2015，28（5）：748-751.

② Friesen, Phoebe. Personal responsibility within health policy: unethical and ineffective［J］.
Journal of Medical Ethics, 2018, 44（1）: 53-58.

③ Schermer M , Pinxten W . Ethics, healthcare policy and（anti-）aging : mixed blessings［J］.
Ethics & Health Policy, 2014, 17（2）: 314-315.

二、家庭成员参与失能老人居家照护的责任辨析

家庭作为成员内部紧密相连的道德共同体，通常是以亲情和代与代之间的互惠为伦理基础，家庭成员之间的相互义务常优先于对家庭以外成员的责任[①]。对于家庭养老的相关理论常见的有互助论和合作群体论。其中：互助论认为，家庭成员之间存在广泛的互助与各种非自愿交换；合作群体论认为，不同家庭成员之间尤其是代与代之间，存在着有效的利益共同性，成员之间的关系犹如合作群体，在此群体内，跨越时间的契约是可以得到实现的。家庭成员之间的亲密关系激发了彼此强烈的相互道德责任，要求家庭成员之间有责任共同谋求每个成员的健康利益最大化。在家庭内部提供长期护理责任的任务分配，对性别公正和代际关系有着显著影响。尽管家庭网络在不断扩大，亲戚之间存在一定的角色分担，但直接的护理责任通常还是会降临在家庭内部某个单一成员的身上。因此，规模大的家庭不仅不一定能减轻个别家庭成员的照护负担，而且还可能会增加家庭内部矛盾冲突。尽管一些家庭护理员可能会从履行家庭照护这一角色中获得个人满足感，但家庭护理员个人的健康和福祉负担沉重，对此，亟须增加对于家庭照护者的支持[②③]。在中国，家庭传统观念历来深耕厚植，绝大多数情况下，家庭成员成为失能老人主要甚至是唯一的照护者。基于家庭相关理论分析，这既符合互助论所指的家人之间相互扶持的互助共济理念，也顺应了合作群体论所提出的家庭成员利益共同性的基本论点。

① Lee S C. Intimacy and Family Consent: A Confucian Ideal [J]. Journal Medicine and Philosophy, 2015, 40 (4): 418-436.

② Lee Y J, Willian L. Parish, Robert J. Willis. Sons, Daughters, and Intergenerational Support in Taiwan [J]. American Journal of Sociology, 1994,99 (4).

③ Malusky S K. A concept analysis of family-centered care in the NICU [J]. Neonatal Network, 2005, 24 (6): 25-32.

在失能老人的长期居家照护服务中，家庭照护者究竟由谁担任较为合适？是实行单一照护者的持续性照护还是由多个照护者进行轮流协作？在家庭内部不同照护者之间如何进行适宜的责任划分和任务分配？这些现实问题能否得以妥善解决，仍有赖于结合失能老人的家庭结构和家庭经济状况及其实际上可以获得的社会支持等进行具体的情境分析。

三、家庭医生参与失能老人居家照护的责任辨析

高质量的家庭护理依赖于医护人员和家庭护理员之间在长期交流与接触中建立起来的牢固关系。医护人员和慢性病患者及其家庭护理员之间的沟通，以共同的理解和尊重为特征，以期实现参与性决策，进而积极影响患者的身心健康。医护人员负有促进患者和家庭护理员参与护理的首要责任，可以加强家庭护理员作为病例管理者的核心作用。科德纳（Kodner）和施普罗文贝格（Spreeuwenberg）等认为，只有当家庭护理员和患者真正参与护理实践，健康服务的整合才会实现。古德温（Goodwin）和沃奇斯（Wodchis）等研究发现，当医护人员直接与患者和非正式护理人员合作以支持自我管理时，慢性病护理的综合模型更有可能成功[1]。由于失能老人多呈现数种慢性病共存状态，所以需要有医护人员的专业技术指导和家庭护理员的精心生活照料，再加上失能老人自我健康管理意识的适时觉醒及其健康促进行为的积极配合和主动参与，方能达成针对失能老人慢性病管理的持续性、综合性和有效性。因此，在家庭医生团队签约失能老人后，对其健康应负有直接的监督管理和维护促进责任。

---

① Wong-Cornall C , Parsons J , Sheridan N, et al. Extending "Continuity of Care" to include the Contribution of Family Carers [J]. International Journal of Integrated Care, 2017, 17（2）: 11-17.

四、政府部门参与失能老人居家照护的责任辨析

政府责任回归健康领域，既是政府公共权力的必然结果，也是健康产品外部性的客观要求。政府在健康领域的责任表现为有限责任，主要包括经济责任、政策规划责任与监督管理责任[①]。社会歧视、遗传、环境、不可及的医疗卫生服务等，均属于非个体可控因素。因此，由这些因素所导致的个体疾病均应由政府承担相应的责任。针对失能老人的居家照护，政府是否有必要承担相应的责任？政府的有限责任在哪些环节以及如何体现？对此，政府可以在政策制定、资金扶持、社会宣传等关键领域，通过直接或间接的渠道进行不同程度的渗透或惠及。

五、社会力量参与失能老人居家照护的责任辨析

现阶段在家庭养老功能弱化、机构养老功能滞后的双重困境下，失能老人的长期照护仍需积极发挥社会力量的应有作用。英国学者艾伦·沃克等提出社区照顾理论，包括在社区照顾、由社区来照顾和与社区一起照顾[②]。"在社区照顾"即服务对象留在自己家中或在社区内接受专业人士照顾，其核心是"非机构化"。"由社区来照顾"是指接受社区内的非正式照顾系统，如家庭、亲友、邻里及志愿者等照顾。"与社区一起照顾"是指照顾提供者须得到医院、专业养老机构及医护人员的帮助，强调正式照顾和非正式照顾互为补充，社会资源共建共享、互联互通。以社区为辐射范围的各种社会力量的多方参与，可以让失能老人的居家照护在专业资源和家庭力量均显掣肘的现实困境下，开辟出一条可资利用、

———————

　①　李红文.论健康责任 [J].中国医学伦理学，2015，28（5）：748–751.
　②　Wiles J L, Leibing A, Guberman N, et al. The meaning of "aging in place" to older people [J]. Gerontologist, 2012, 52（3）：357–366.

可寻拓展的共建共融共享的照护路径。

综上可见，现有文献对于失能老人的服务需求、照护模式、长期护理等均进行了不同层面的深入分析，这为本研究提供了有益的理论借鉴和实践参照。当前，在中国特有的家庭传统观念的影响下，居家照护仍是绝大多数失能老人的切实期望。因此，满足失能老人居家照护的基本利益诉求，探索失能老人居家照护模式中所涉及的各方主体的责任划分及协作机制，充分整合相对有限的医疗资源和养老资源，为失能老人提供适宜适用的居家照护服务，切实提升失能老人的生命质量，具有立足当前、着眼长远的价值和意义。

第三节　家庭医生签约服务参与失能老人的居家照护

家庭医生签约服务是借鉴国外家庭医生服务模式、结合我国国情而提出的一种新型的社区卫生服务理念，是开展以家庭医生服务团队为核心、以居民健康管理为主要内容，在充分告知、自愿签约、自由选择、规范服务的原则下，由家庭医生服务团队与服务家庭（居民）签订协议，并通过与居民建立相对稳定的契约服务关系，为居民提供主动、连续、综合的健康责任制管理服务[1]。

2016年6月，国务院医改办《关于推进家庭医生签约服务的指导意见》中提出：要转变基层医疗卫生服务模式，实行家庭医生签约服务，强化基层医疗卫生服务网络功能，营造全社会尊重、信任、支持家庭医生签约服务的良好氛围。2018年4月，国家卫生健康委员会《关于做好

---

① 李莓.家庭医生式服务运行机制研究：基于北京市海淀区西三旗的实施为例［D］.南昌：南昌大学，2013：5-8.

2018年家庭医生签约服务工作的通知》中进一步强调"传播以签约服务促进健康管理的理念，营造全社会参与支持签约服务的良好氛围"。基于政策的制定初衷，以社区卫生服务机构为依托的家庭医生签约制度，可以帮助居民进行自主选择家庭医生、注册登记、选择个性化的服务项目并签订服务合同，团队医护人员作为居民健康的"守门人"，为居民提供持续性、综合性、个体化的健康管理，双方应成为合作者，医患关系应更趋平等化①。家庭医生签约服务作为社区卫生服务的一种可行模式，有利于加强社区卫生工作者对居民的健康管理②。在家庭医生签约服务制度大力推行的政策背景下，北京市各社区卫生服务机构纷纷与辖区居民开展家庭医生签约服务。其中，老年人群，尤其是失能老人已成为家庭医生签约服务的重点人群。

一、家庭医生团队签约失能老人居家照护服务的政策导引

2019年，国家卫生健康委办公厅《关于做好2019年家庭医生签约服务工作的通知》（国卫办基层函〔2019〕388号）中明确提出："为失能半失能高龄老人、残疾人、终末期患者等确有需求的人群提供上门医疗卫生服务，将签约服务从机构延伸至社区和家庭。"该通知为家庭医生针对失能老人入户开展签约服务进行了明确的规范要求，也为失能老人居家获取基本医疗卫生服务提供了相应的制度保障。但是，在当下，家庭医生在为失能老人开展签约服务的运行中仍存在重重困难。2020年，北京市人民政府办公厅《关于加快推进养老服务发展的实施方案》（京政办发〔2020〕17号）要求："构建完善的居家社区养老服务体系。"该方案对于

---

① 邓郁.社区卫生服务中心医患信任构建浅析［J］.社区医学杂志，2016，14（24）：70-71.
② 赵梦，朱兆芳，孙昊明，等.北京市居民对社区家庭医生式服务的认知和利用情况调查［J］.中华医院管理杂志，2016，32（5）：382-384.

居家社区养老服务体系的构建流程进行了相应的规定，在一定程度上也为失能老人的居家照护服务提供了社会支持和体系保障。

在家庭医生签约服务全面推行的政策背景下，对于失能老人的居家照护，主要涉及下列主体：个人、家庭、家庭医生团队、政府、社会。结合我国当下的社区特点及家庭类型，推行家庭医生签约服务参与失能老人居家照护的落地与实施，有利于促进医疗资源与养老资源的有机结合。通过适度规范个体、家庭、家庭医生团队、政府及社会等参与主体的服务行为，促使各方主体的健康责任得以有效履行，有利于形成契合于社区特色的一体化居家照护机制，在改进失能老人的居家照护服务质量和服务效率的同时，有望满足失能老人多样化、多层次的照护服务需求。

二、家庭医生签约服务助力医疗资源和养老资源的有机融合

家庭医生签约服务是由家庭医生服务团队为签约居民提供主动、连续、综合的健康责任制管理服务，体现在时间、空间、人际关系上的连续性，而满足这种连续性的关键是责任。在双方关系的建立过程中，家庭医生责任感的形成最为重要。与此同时，居民个人也有责任参与连续性照护服务[1][2]。现阶段，全国各地的社区卫生服务机构均将失能老人作为重点签约人群，由家庭医生团队主动为其提供签约服务。实践表明，家庭医生签约服务在一定程度上有助于实现健康管理的连续性，改善慢性病患者的生命质量。失能老人多为慢性病患者，家庭医生签约服务参与失能老人的居家照护与健康管理，既有利于满足失能老人居家照护的利益诉求，又有利于提升健康照护服务的质量和效率。但是，各地家庭医

---

① Thomas R F. McWhinney's. Textbook of Family Medicine［M］. New York：Oxford University Press，2016：24.

② 李闪闪.家庭医生签约服务中的若干伦理问题研究［D］.北京：北京协和医学院，2019：24.

生团队虽已将失能老人作为重点签约人群，但在运行实践中主体责任界定尚未明晰。在失能老人的居家照护服务中，个人、家庭、家庭医生团队、政府、社会各自分别应承担何种责任，范围界定尚不明晰，甚至存在责任推诿现象。基于此，有必要在了解各地区失能老人居家照护服务现状及需求类型的基础上，分析失能老人居家照护的现实困境，明确居家照护的责任主体，界定个人、家庭、家庭医生团队、政府、社会等责任范围，以有效落实各方主体的照护责任。在兼顾主体责任和利益的现实前提下，探索建立合理有效的多元主体间的失能老人居家照护协作机制。

第四节　失能老人居家照护的多元主体协作机制建构路径

对于失能老人进行居家照护服务的目的是使受照护者可以维持在一个长期或相对稳定的状态，尊重其生活方式和价值观念，强调对于人性的尊严和自主权的尊重，尽可能地满足失能老人对于照护模式和服务内容的自主选择意愿。在失能老人的长期居家照护中，强调个人、家庭、家庭医生团队、政府及社会对其健康责任的共同分担，是基于失能老人的自身诉求、社会照护体系发展情况及家庭在我国的重要作用的权宜之计。如过分强调个人责任，则会忽视个人决策和与健康有关的社会环境的关系；如过分强调政府责任，则会低估个人、家庭、家庭医生团队和其他可能协助个人改变生活方式的主体作用。因此，对于失能老人居家照护所涉及的各类主体，应合理划分其责任范围，将责任主体适宜归位。唯有如此，方能推进失能老人居家照护中多元主体责任一体化的良性运行和可持续发展。

一、失能老人居家照护服务中多元主体健康责任的理论界定

失能老人的居家照护需要多元主体的互助合作，唯有明确各方主体的健康责任，才能保障失能老人的照护需求得以有效满足。只有形成多元主体之间有效有序的分工协作，才能够提高照护服务的质量和效率。因此，对于失能老人的居家照护，明确个体、家庭、家庭医生团队、政府、社会各自的责任范围，可使失能老人及其家庭更好地作出有利于失能老人自身健康状况的适宜选择，亦可改善失能老人的生命质量。

对于失能老人居家照护的多元主体的责任划分，在理论探析阶段可遵循如下建构进路：其一，失能老人对自身健康应承担积极维护和主动改进的自我主体责任。其二，家庭成员对于失能老人应承担亲人间的互助照护责任。其三，家庭医生团队对于失能老人应履行签约协议承诺的专业服务责任。其四，政府部门应承担家庭医生团队为失能老人所提供的基本公共卫生服务的购买责任及保障医务人员合理配置的责任，同时，应视失能老人的家庭经济状况而承担相应的经费补助责任。其五，社会中的正式志愿者组织或非正式组织及邻里互助等，应该参与社区内有特殊需要的失能老人的个性化照顾服务责任。

针对健康状况、照护需求程度各异的失能老人，如何对上述责任进行清晰合理的界定？各方主体应分别承担多大比例的责任？主体间应如何实现责任与利益的协同？本研究认为，合理界定失能老人居家照护的责任主体及责任范围，有助于失能老人及其家庭认清各自对失能老人需承担哪些具体责任，培养其全面的健康责任意识，更好地促进个人及家庭健康；同时可以明晰家庭医生团队及社会组织等分别应为失能老人及其家庭提供哪些服务，并进一步区分哪些属于政府的政策环境支持和经费保障责任。

对于失能老人的个人责任、家庭责任、社会责任、政府责任以及家庭

医生责任之间的区别界定及责任协同，本研究的理论建构进路如图1-1所示。其中，个人在具备自主性的前提下，应充分尊重其自主决定能力，可以让其进行照护模式和服务项目的自主选择；家庭成员需要为失能老人提供日常生活照料和经济帮扶；家庭医生团队需为失能老人提供契约式的家庭医生签约服务；社会力量或志愿者组织等需为失能老人提供社会参与的机会及邻里互助服务；政府需为签约失能老人的家庭医生团队提供政策、资源及人力支持和保障。唯有多元主体均能做到各司其职、各尽其责，方有可能真正改善失能老人居家照护模式下的生存境遇和生命质量。

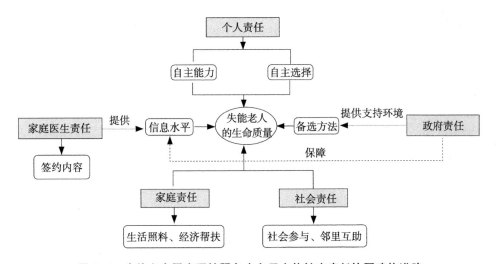

图1-1 失能老人居家照护服务中多元主体健康责任协同建构进路

二、失能老人居家照护服务中多元主体协作机制的建构进路分析

如何建立以政府责任为主导、家庭和社会责任为主干、个人责任为基础的多元化协作机制，应该是失能老人居家照护模式下的重点关注所在。个人、家庭、家庭医生团队、政府、社会，每两两主体之间均存在交互责任与利益关系。麦·朗甘克（M. Langanke）等在《医学哲学手册》（*Handbook of the Philosophy of Medicine*）中将责任定义为责任主体（U）、

权利主体（V）、责任客体（W）、责任范围（X）、时间范围（Y）及规范标准（Z）6个变量之间的关系，即基于某些规范标准Z，在时间范围Y内，U应该因结果W对V负X程度的责任①。借助上述6个变量，来定义健康责任中不同组合之间的逻辑关系，可用于分析多个主体共同承担健康责任的特定情形。在此，将其应用到失能老人居家照护服务中各类主体健康责任的界定，即基于不同的规范标准（Z），在相应的时间范围（Y）内，失能老人个体、家庭、家庭医生团队、政府或社会（U）等不同的责任主体，各自应该为失能老人的健康状况（W），对其应承担起多大比例（X）的责任。

根据麦·朗甘克等将责任定义为6个变量U、V、W、X、Y、Z之间的逻辑关系，可分别绘制不同时间范围及不同规范标准下的主客体间责任关系路径图，借此界定主体间的责任范围及协作机制。在明确失能老人居家照护的责任主体、权利主体、责任客体、责任范围、时间范围及规范标准的基础上，根据失能老人的健康状况及与健康相关因素的可控类型，区分不同主体的主要责任或次要责任，直接责任或间接责任，限时责任或长期责任等；分析个人、家庭、家庭医生团队、社会、政府各类主体在不同时间范围内各自应承担的不同比例的责任范围，明确政府的政策保障责任和经费支付途径。从责任和利益两个维度进行组合分析，探索多元主体间如何建立有序有效的互助合作关系，在兼顾责任利益的前提下建立多元主体间的协作机制，并明确协作机制中究竟应该由谁为主来进行召集联动。

基于此，本项目在实证研究阶段，进行失能老人的照护服务需求分析及家庭照护者的社会支持评定：首先，对于失能老人，了解其健康状况及家庭类型，分析其照护需求内容，了解失能老人对于家庭医生签约

---

① Schramme T, Edwards S. Handbook of the Philosophy of Medicine［M］.Springer, 2017：622–623.

服务的利用度和满意度，分析家庭医生签约服务模式下失能老人的居家
照护服务效果，综合评价失能老人的生命质量。其次，对于家庭照顾者，
评价其所获得的各类社会支持情况，了解其在居家照护服务中的现实困
境。另外，了解家庭照顾者、患者、社区及家庭医生团队等不同主体之
间的协作程度和合作障碍。

　　健康价值指向决定了个体、社会和国家对健康的保护均有不可推卸
的责任，但均为有限责任。健康责任主体存在多元化特点，失能老人的
居家照护涉及多元主体，主体责任的清晰划分有利于照护服务的执行到
位，主体间的优化协作有利于满足失能老人多样化的照护需求。从健康
责任视角对涉及失能老人居家照护的各方主体责任进行合理界定，实现
多种责任主体共同参与健康结果的系统建构，以期形成一个各司其职、
各尽其责的健康责任共同体，保障失能老人生命尊严及其价值的实现，
并对公众生命健康权的获得产生示范效应。

　　本研究在具体实施中，综合运用健康责任的理论研究、机构调查的
定量研究、实地观察的田野研究、利益相关者访谈的质性研究、情景分
析的预测研究，系统分析失能老人居家照护的健康责任主体及责任范围。
通过分析失能老人居家照护的思想源流、利益诉求、健康责任等，提出
多元主体间的协作机制。从理论假设到实证分析再回到对理论假设的验
证完善，合理的逻辑流程可以保证研究结论的客观准确。本研究的技术
路线如图1-2所示。

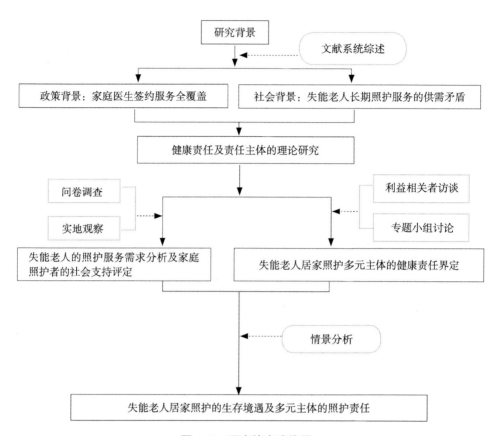

图 1-2　研究技术路线图

第二章　家庭本位文化下的失能老人居家照护境况

第一节　家庭照护者的类型及其照护责任的异化

据中国老龄科学研究中心发布数据，到2030年和2050年，我国失能老人的数量将分别达到6168万和9750万[①]。失能老人群体所产生的庞大的照护服务需求，对国家、社会和家庭都会带来巨大的挑战。有别于通常的养老服务，长期照护服务是指政府和社会专门针对失能老人作出的政策与制度性服务安排[②]。对于失能老人的长期照护服务，在现实境况中主要存在需求的迫切性、问题的复杂性和资源的稀缺性等不可调和的矛盾冲突。因此，亟须不同的部门及主体，分别切实履行起各自的职责。而作为失能老人所在的家庭，则首先需要对失能老人担负起居家照护的主要责任。

受我国数千年来传统家庭文化的影响，失能老人对于家庭环境氛围和家庭成员的血缘亲情形成天然的长久依赖，其居家养老的理念历来根

---

① 申喜连，罗丹.供需矛盾视域下失能老人长期照护问题研究：基于政府责任的反思与重构［J］.湘潭大学学报（哲学社会科学版），2022，46（1）：58-63.

② 唐钧，冯凌，王君.长期照护：概念框架、研究发现与政策建议［J］.河海大学学报（哲学社会科学版），2018，20（1）：8-16+89.

深蒂固。与此同时，在我国崇尚传统的孝道观念影响及缺乏相对完善的公共照护服务体系的双重背景夹击下，家庭成员的代际照护在失能老人的居家照护服务体系中仍占据不可或缺的地位。近年来，由于多病共存的现实境况，庞大的失能老人群体对于医疗卫生服务资源的需求呈不断攀升之势，而失能老人的生存自理能力普遍低下，在无人陪同其就医时，交通及沟通方面的障碍较多，导致失能老人群体的医疗卫生服务利用呈现需要度高、满足度低的矛盾状态①。而在此时，如能获得家庭照护者的积极参与和密切关注，对该矛盾的消解可发挥一定的现实助力。

在我国，失能老人群体置身于各式各样的家庭结构或家庭类型中，不同的家庭照护者因其自身与失能老人的关系亲疏有别，及其自身可自由支配的时间和资源的相对有限，他们在日常生活中对于失能老人的照护参与程度存在一定的差异，个人照护强度也因人而异，故而每位照护者所感知的照护压力亦会明显不同。本研究在实地调研中发现，当前参与失能老人的居家照护，主要有以下四种类型的照护者：基于配偶关系的伴侣照护者、基于直系血亲关系的子女照护者、基于姻亲关系的亲属照护者和基于服务购买关系的雇用照护者。

一、基于配偶关系的伴侣照护者

在失能老人的居家照护者中，以配偶最为常见。夫妻间经年累月的朝夕相处，让绝大多数失能老人对于其配偶较之他人而言，表现出更多的熟悉和信任，甚至形成强烈的习惯认同和心理依赖。他们中的多数失能老人，对于配偶每日为其所提供的饮食起居和陪伴等事无巨细的照料服务，也会心存感恩。但是，仍有部分失能老人，把配偶对自己的日常

① 许甜甜.代际照料支持对失能老人医疗服务利用的影响研究［D］.武汉：中南财经政法大学，2019：30—33.

照料服务视为理所应当的付出，甚至对其不够专业的照料服务心存不满，导致他们在日常相处中，常常存在无谓的家庭纷争或恶意苛责，影响到家庭关系的和谐与稳固，更有甚者，竟会导致婚姻出现危机状况和老年夫妻关系的决裂。

而作为基于配偶关系的伴侣照护者而言，他们中的多数人虽年岁已高，自身也已迈入老龄化的生存境况，但他们仍默默认同当下照护状态的辛劳，因为他们觉得自己有义务为其失能的人生伴侣竭尽全力。但也有少数伴侣因自己身体状况确实欠佳，在体力上实在无法承担繁重的照料任务，久而久之对失能老人滋生出厌烦或抵触情绪，同时对自己当下的生存境遇感到莫名担忧，对未来的生活不再抱有太多的希冀。置身于此种境遇下的他们，彼此之间虽朝夕相处，但很难让他人在其家庭生活中，再能看到白头偕老、相濡以沫的温馨情愫，更多的则是体力透支和情感耗竭后的彼此心生嫌隙和冷漠疏离。

基于配偶关系的伴侣照护者，如何给予其必要的社会支持？如何纾解其长期积累的消极负面情绪？如何消除其对于自身衰老后老无所依或老无所养的持续隐忧？如何帮助其重新建立起对于未来美好生活的适度向往？凡此各类，林林总总，看似琐碎，但聚积的时日越久，越是需要家庭成员、社区、政府、个人等不同主体共同面对和合力解决。

二、基于直系血亲关系的子女照护者

在中国传统"孝文化"的浸润下，子女对于父母的赡养义务应属天经地义。当父母年岁已高、卧病在床、生活无法自理时，为人子女者，应责无旁贷地肩负起年迈父母的饮食起居、看病就医、日常聊天陪伴及情绪安抚等多重照护义务。这是对父母历尽艰辛将自己抚养成人的应然回馈，也是基于血缘亲情之爱的自然反哺和家庭照护责任的代际传承。相比较而言，在我国的多数农村地区，老年人的"养儿防老"观念更为强烈，他们对成年子女的依赖程度更高，更加期待当自己步入暮年，体力不支、行动不便时，能够得到子女的悉心照护和爱心陪伴。但是，他们中的绝大多数人也会因为考虑到成年子女的生计压力而过度隐忍自己的真实需求和内心渴望。

在社会快速转型、经济迅猛发展的当下，成年子女几乎人人肩负着日常工作和家庭生活的双重重担，他们无法让自己彻底从赖以生计的工作岗位中抽离出来，更无法摆脱所在单位管理制度的硬性束缚以自由地安排所有的业余时间来照护或陪伴年迈的父母。因此，他们常常在履行所在单位的岗位职责和履行赡养父母的代际义务之间犹疑徘徊，使自己处在精疲力竭及内心反复的矛盾挣扎和自责愧疚之中。

基于直系血亲关系的子女照护者，如何帮助其妥善应对日常工作和家庭照护之间的双重矛盾？如何借助社会力量为独生子女家庭的照护责任适度减负？如何调集相应的社会资源来为失能老人的成年子女提供喘息服务？诸如此类的现实问题，如能得以及时有效的妥善解决，既有利于改善失能老人成年子女的生活质量，也有利于改善失能老人自身的长期居家照护质量。

三、基于姻亲关系的亲属照护者

在中国传统家庭亲缘纽带的联结交织下，姻亲关系的存在使得家庭规模和家族成员不断壮大。基于姻亲关系的亲属照护者，诸如失能老人的儿媳妇、女婿或者其弟媳妇等，他们也会或多或少地参与所在家族或大家庭中失能老人的居家照护服务。他们中的有些人，是出于对大家庭内照护责任适度分摊的自觉认同；也有些人，是基于家族亲缘关系而对失能老人的心生怜惜或亲情帮扶。

姻亲关系的亲属照护者的友善参与，是家庭照护资源的一种及时有益的补充。但是，姻亲关系的亲属照护者，仍有别于直系血亲关系，他们在照顾失能老人的服务过程中，常常会因性别差异或亲疏有别等存在诸多现实不便，抑或在言语的沟通交流中，容易造成一些日常误解甚至诱发各种潜在的家族内部矛盾。

四、基于服务购买关系的雇用照护者

当家庭成员的时间和资源无法满足失能老人的长期居家照护服务需求时，他们会考虑在家庭内部发起倡议，根据各自所在小家庭的经济承受能力，筹集一笔公共经费，以购买服务的方式雇用外来照护者，来代替自己履行相应的失能老人居家照护责任。近年来，随着购买服务市场的日益繁荣及大批雇用照护者的陆续涌现，使得家庭成员得以从繁重的日常照护活动中间歇性地解放出来，让其得以获得适当喘息和再度赋能的可能。

然而，雇用照护者通过提供有偿服务的方式，代替家庭照护者履行其相应的照护责任，这种服务关系的建立主要是基于购买服务消费行为的维持和合理的劳动报酬支付。由于受到对自己劳动报酬的满意程度以及与失能老人及其家庭成员相处的融洽程度等内外因素的综合影响，家庭雇用照护者存在较大的时间和空间的流动性，致使在实践中雇用式照护关系的约束力度并不显著。因此，雇用照护者对于失能老人的照护服务，很难维持长久的稳定性，照护过程中也缺少相应的亲情关怀和包容厚爱，彼此之间很难建立起真正的人际信任和情感依赖关系，甚至会因经济财物等敏感问题而相互设防，进而影响失能老人长期居家生活的安全感和幸福感。

在上述不同类型的家庭照护者中，他们对于失能老人的居家照护责

任意识迥异。其中，基于配偶关系的伴侣照护者和基于直系血亲的子女照护者，因为他们对于失能老人有着责无旁贷的照护责任和看管义务，所以，他们通常会选择自愿承担或默默承受的隐忍方式；基于姻亲关系的亲属照护者，他们对于失能老人的居家照护，与双方的亲缘情感相处程度有关，所提供的照护服务通常具有一定的偶发性和随机性；基于购买服务关系的雇用照护者，他们对于失能老人通常是无责任和义务可言的，他们更多遵守的是服务购买过程中等价交换的市场经济规律。因此，选择不同类型的家庭照护者，对于失能老人来说，会直接影响其居家照护状态下的生存体验和余年生命质量。

文献表明，在当下，照护者角色具有以下3个特点：女性化、高龄化、多重化，而且这些特点还呈现出相互交织、相互叠加的状态，使得失能老人的家庭照护者常面临角色束缚、角色冲突以及角色超载等问题，从而使得家庭照护者陷入困境。因此，在实践中需要深入思考如何兼顾照护者—被照护者的双向视角，以有效应对现实存在的困境与问题。由于照护者承受的压力长期以来一直被忽视，导致他们成为"无声的照护者""隐匿的照护者"。倾听他们的照护经验、了解他们的照护过程、分析他们的照护困境，是解决其"隐藏性""潜藏性"问题的关键。因此，照护者的问题与被照护者的问题是一体两面的，关注照护者的处境、保障照护者的利益也是在关注失能老人的处境和保障失能老人的利益，有助于提高失能老人的生活质量，使其共享社会经济发展成果①。对于失能老人而言，他们同时面临"失能"和"年老"的双重挤压，导致其是一个脆弱性较强的群体。他们的长期照护困境已然超越了个体和家庭层面，成为当前社会重要的民生关切问题。针对失能老人长期照护的政策理念

---

① 梁丽霞.被隐匿的光景：失能老年人家庭照顾者压力及社会支持研究［M］.北京：人民出版社，2021：11.

和行动计划导向，要从"以获得为基础"转向"以满足为基础"①，以改善失能老人的照护效果和生存满意度。

第二节　家庭照护支持对于失能老人的双重影响

家庭照护者在失能老人行动不便的漫长抑或短暂的生命周期内，扮演并承担着不同的角色和义务。有时他们会充当失能老人外出行走的"拐杖"，有时充当其浏览世界的"双眼"，有时充当其采买物品的信使，有时充当其倾诉沟通的听众，可谓不可或缺，甚至至关重要。据来自不同家庭结构和家庭类型的研究，家庭照护对于失能老人既可以产生积极的正面影响，也可能会带来消极的负面影响。积极影响主要体现在亲人之间的温馨陪伴、心理疏导、情感慰藉等方面，有助于失能老人维持其身心和谐的生存状态；而消极影响则主要体现在失能老人对于家庭照护者容易形成的心理过度依赖、自主能力丧失和生存意志衰退等方面，不利于失能老人主动健康意识的养成。

一、家庭照护支持对于失能老人的积极影响

基于血缘亲情的家庭关系，通常能够提供持续、稳定的情感慰藉和经济支持，有利于改善失能老人的健康状况，缓解其躯体和精神的痛苦，提升失能老人整体的生活质量和满意度。基于社会支持的角度，提供家庭照护支持能够缓解老年人的生活压力，而成年子女在照护过程中与父

---

① 陈宁.失能老人照料贫困现状、致因与对策［M］.北京：社会科学文献出版社，2021：14.

母的沟通和交流，能够改善代际关系，从而对老年人的身心健康产生明显的积极影响①②③。实践表明，由家庭成员来提供的代际照护，既可以满足老年人的实际心理需求，也可以提升老年人的身份角色认同。他们对于自己曾经为抚育子女而付出的半生辛劳，能够在晚年岁月光景中得到一些积极的照顾回馈而心生欣慰。与此同时，家庭成员的代际照护行为，在其未成年子女中也会形成良好的道德示范效应，有助于推动"孝文化"传统风尚的家庭内部传播和社会层面弘扬。

二、家庭照护支持对于失能老人的消极影响

基于"用进废退"理论，子女提供家庭照护支持会使失能老人在日常生活中对子女形成一定的心理依赖，甚至有可能会加速其身体各项指标或机体功能的不断退化，进而加大老年人未来的自理能力下降风险④。在长期的照护服务过程中，失能老人对于子女所形成的心理过度依赖，既可能会导致老年人出现角色行为退化的异象，对自己产生较强的无用感和挫败感，也可能会导致子女的逆反心理与厌烦情绪，加剧代与代之间的观念冲突和情感矛盾，影响亲子关系的持续深化以及家庭和睦氛围的长期稳固。

本研究在实地调研中发现，失能老人常因身体残障而认为自己已然失去既往的社会价值，且因行动不便长期居家导致其社会关系骤减，常常表现得脾气暴躁或情绪低落；其家属也因长期照护失能老人而致心理

① Zhang H. Who will care for our parents? Changing boundaries of family and public roles in providing care for the aged in urban China [J] .Care Manag J, 2007, 8（1）: 39-46.

② 熊吉峰.资源、生计与农村失能老人的家庭照护 [J] .农村经济, 2014（4）: 116-119.

③ 王萍，张雯剑，王静.家庭代际支持对农村老年人心理健康的影响 [J] .中国老年学杂志, 2017, 37（19）: 4893-4896.

④ 薄赢.代际支持的健康效应及其对老年人医疗消费的影响 [D] .上海: 华东师范大学, 2017: 31.

不堪重负。照护者和被照护者各自的负面情绪不断累积，且在日常的彼此接触中相互浸染，容易导致家庭关系的不断恶化，久而久之会致使失能老人丧失躯体康复的自主动机，甚或是继续生存下去的主观意志。

于失能老人而言，家庭照护者无论是对其具有积极的情感慰藉和生活帮扶作用，抑或是消极的情感疏离和价值剥夺影响，仍然都是其生命中一种不可或缺的存在。有鉴于当前或未来很多一段时期内，社会性的正式照护资源仍然会呈现出严重匮乏的窘境，而家庭照护者作为非正式的照护资源，政府及有关部门理应正视并积极引导其在失能老人长期居家照护中的服务可及性和资源可获得性。同时，要注意纾解因家庭照护者自身积累的负面情绪而对于失能老人造成的情感困扰和心理刺激。在照护者和被照护者之间，亟须借力政府的政策扶持和社会层面的友善互助，以期在不同主体间建立起一定的权利义务的履责意识以及互惠互利的利益关涉和情感联结。

第三章　亲情互助共济中的失能老人居家照护责任

第一节　健康责任视域下的失能老人居家照护现状

一、基于北京市失能老人居家照护的实证研究

为了了解失能老人及其家庭照护者的切实利益诉求，获取失能老人居家照护的真实生存样貌，本项目组选取北京市作为实证研究现场，在北京市不同区域的基层医疗卫生服务机构及养老机构等多部门的协同配合下，项目组历时两年反复多次深入研究现场，在与研究对象数次交流并建立起一定的信任关系后，逐一征询研究对象的充分知情同意，然后选择在研究对象熟悉的居家环境中，围绕研究主题开展在场深入的实证研究。

（一）选点抽样

本项目采用定性研究和定量研究相结合的研究方法[①]，在北京市综合考虑区域地理位置、经济发展水平及失能老人分布状况等不同特征，从

---

① 张如意.北京市失能老人居家照护多元主体的健康责任研究［D］.北京：首都医科大学，2022.

16个区中分层抽取4个区，其中包括两个城区：西城区、丰台区；以及两个郊区：大兴区、怀柔区。在上述4个区内，根据社区卫生服务机构的服务人口数量及签约服务所覆盖的人群特征，从每个区分层抽取3~4家社区卫生服务机构，利用社区卫生服务机构签约的失能老人电子健康档案进行系统抽样，共计抽取118名失能老人及其家庭照护者作为研究对象。

本项目在北京市现场调研的抽样选点分布情况，详见图3-1。

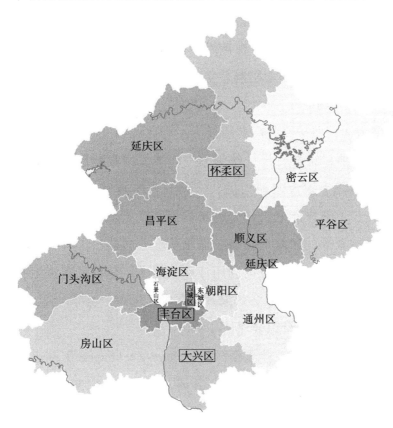

图3-1 北京地区实地调研现场选点抽样分布图

本研究的实地调研对象的纳入和排除标准如下：

在上述遴选的16个社区卫生服务中心内，根据每个中心的家庭医生团队签约服务失能老人（年龄≥60岁）的实际情况，按照3%的比例，从社区老年居民健康管理档案中采用随机抽样的系统抽样法，共计抽取失能老人118名，由项目组成员对其进行一对一现场问卷调查，同期对118名失能老人及其家庭照护者进行个人深入访谈。

研究对象的纳入标准：①经过北京市民政部门及相关部门失能评定的失能老人；②可自主清晰地表达个人意愿；③知晓本次调研的研究目的并自愿参加；④有长期照护的家庭照护者陪同参加，照护者同样需要对本次调研进行知情同意。

研究对象的排除标准：①有精神障碍者；②不愿意参与或无法配合本次调研者；③家庭照护者不愿陪同参与本次调研者。

（二）现场问卷调查

1.失能老人居家照护服务需求调查

本研究采用项目组自行设计编制的失能老人居家照护服务需求调查问卷，并经过多轮专家反复研讨后，在预调查的基础上进行修订完善。通过问卷调查，了解失能老人的个人基本信息概况及其所在的家庭结构类型，分析失能老人的居家照护服务需求状况。同时，了解失能老人对于现阶段的家庭医生签约服务的利用度和满意度，分析家庭医生签约服务参与失能老人居家照护的服务效果及存在的问题和困境等。

2.失能老人的生命质量综合评估

哈佛经济学家理查德·泽克豪泽（Richard Zeckhauser）基于"多因效用理论"提出质量调整寿命年（Quality-Adjusted Life Year，QALY），其中"效用"（健康状态的理论概念）函数由多个独立变量（身体活动度、疼痛等）按比例加权输入，以此取代单一、离散的健康结果指标。欧洲研究协作组在此基础上开发出 EQ-5D健康指数量表，得到广泛使用，它要求患者在 5 个健康维度上判断与自身相符的状态：行动能力、自我照顾能力、日常活动能力（包括工作和休闲）、疼痛或不适以及焦虑或抑郁。每个维度均包含3个等级水平：没有任何困难、有些困难、有极度困难。此外，该量表还有一个垂直标定长 20 厘米的"视觉模拟量表"（EQ-VAS），其顶端标记为 100 分，代表"心目中最好的健康状态"；底端标记为 0 分，代表"心目中最差的健康状态"。本研究借助 EQ-5D 健康指数量表，对失能老人主观感觉的健康相关生命质量进行综合评估。

3.失能老人家庭照顾者的社会支持评定

本项目采用国内学者肖水源编制的社会支持评定量表（ Social Support Rating Scales，SSRS ），测评失能老人的家庭照顾者可以获得的社会支持概况。该量表共涉及 10 个条目，包括：主观支持 4 项，客观支持 3 项，社会支持利用度 3 项。量表总分为 66 分，量表的总体评分越高，表明调查对象所获得的社会支持越多。当量表的总体评分低于 33 分时，则表明调查对象所获得的社会支持表现为低水平状态。

参与现场调研的所有成员均由项目组的老师和研究生担任，项目组对其均进行统一的规范化培训，培训合格后由其担任现场问卷调查员，在调研现场发放纸质问卷并进行一对一的当面询问，由调查对象口述，调查员现场代为填写。问卷回收后，由项目组成员当天对回收问卷进行逐一复核，确定有效问卷并进行统一编码。在本次现场调研中，共计发出 118 份失能老人调查问卷，所有问卷均有效回收，问卷有效回收率为 100%。

（三）个人深度访谈

本项目组在广泛查阅文献资料和咨询相关领域的专家意见后，结合问卷调查实地开展情况，综合编制出各类利益相关者的访谈提纲。

项目组在实地调查期间，对于 118 位失能老人，同期进行个人深度访谈，访谈内容主要包括：失能老人居家照护的服务需求、现存困境、对居家照护资源的利用程度及相关建议等。另外，对于失能老人的家庭照护者，项目组同期进行个人深度访谈，了解家庭照护者对于失能老人居家照护的困境反馈、社会支持诉求及政策建议。本项目拟借助失能老人及其家庭照护者的双向视角，互相补充相互验证，以期深入挖掘失能老人居家照护的多重困境及其所需的社会支持。

项目组在调研现场，采用一对一、半结构化的个人深入访谈方式，所有主访谈员均由项目组的老师担任，事先经过项目组的统一规范化培训，使其充分掌握访谈技巧，强调在访谈过程中避免诱导性提问，尽量减少研究的信息偏倚。在访谈开始前，由访谈员向访谈对象详细介绍研究目的、方法、内容及保密原则，并获取访谈对象的知情同意。所有访谈均在相对安静的室内环境中进行，为保证访谈信息的及时记录和访谈内容的完整准确，在征得访谈对象同意后，访谈员进行现场同步录音。访谈结束后24小时内，由项目组成员对录音内容进行及时转录，以确保访谈资料记录的及时性和真实性[1]。在定性资料的分析处理过程中，为了保护访谈对象的个人信息隐私，项目组对所有访谈对象均进行匿名化处理，将118位失能老人，采用N1～N118的编码，统一进行去标识化的编码操作。

（四）入户实地随访

项目组在北京市的城区和郊区分层遴选7户具有一定代表性的失能老人家庭，在征得对方充分知情同意并自愿许可后，由项目组成员跟随失能老人签约的家庭医生，在家庭医生团队入户为失能老人开展上门医疗护理服务的同时，项目组成员对失能老人及其家庭照护者进行实地跟踪随访并即时观察记录，对家庭医生团队为失能老人所提供的各项服务内容、服务流程及失能老人居家照护服务现状进行实况记录，以期深入分析失能老人居家照护中的现存问题及多重困境。

---

① 张如意.北京市失能老人居家照护多元主体的健康责任研究［D］.北京：首都医科大学，2022：17-21.

二、失能老人及其家庭照护者的生存境况概览

（一）失能老人的基本情况

本研究参照国际通行标准，按照日常生活自理能力（ADL）指标，评价老年人的功能障碍程度。采用吃饭、穿衣、梳洗、上厕所、室内行走、洗澡6项指标，其中1~2项"做不了"可评定为"轻度失能"，3~4项"做不了"可评定为"中度失能"，5~6项"做不了"可评定为"重度失能"。

本次问卷调查的118位失能老人的基本信息概述如下：①城乡分布：城区63人，农村55人。②性别分布：男女各占50%。③年龄分布：118名失能老人中，年龄最小者61岁，最大者99岁，平均年龄为81.38±9.82岁，其中，80岁以上的高龄老人超过总数的一半。④文化程度：118名失能老人中，小学及以下学历的占41.5%。⑤患慢性病情况：在118名失能老人中，患有高血压者75人（63.6%），2型糖尿病患病者42人（35.6%），仅有13人表示目前没有患慢性疾病。⑥失能时长：118名失能老人中，失能时间最短者为1年以内，时间最长者已达30年。平均失能时间为5.63±5.25年。大多数失能老人的失能时长在1～10年内。⑦失能等级：118名失能老人中，以重度失能老人为主，共有86人，占比72.9%。⑧家庭年均收入水平：118名失能老人中，家庭年均收入水平呈现偏态分布，以中位数统计为50001～70000元，以众数统计为90000元以上。⑨基本医疗保险拥有情况：118名失能老人中，有76人（64.4%）拥有城乡居民医疗保险，36人（30.5%）拥有城镇职工医疗保险，有5名（4.2%）拥有公费医疗，1名（0.8%）拥有低保医疗救助。详见表3-1。

本次实地调研的失能老人的失能时长多数已在5年以上，且以重度失能者较为多见，他们中的多数人所在的家庭经济收入水平中等或偏下，由于他们处在长期的失能状态下，对于其各自的家庭经济状况不可避免地造成较为严重的挑战。

表 3-1 北京地区实地调研的失能老人的基本情况（n=118）

组别	人数 n（%）
地区	
农村	55（46.6）
城市	63（53.4）
性别	
男	59（50.0）
女	59（50.0）
年龄（岁）	
60 ~ 69	18（15.3）
70 ~ 79	26（22.0）
80 ~ 89	44（37.3）
90 岁以上	30（25.4）
文化程度	
小学及以下	49（41.5）
中学或中专	44（37.3）
大专	18（15.3）
大学及以上	7（5.9）
失能等级	
轻度失能	12（10.2）
中度失能	20（16.9）
重度失能	86（72.9）
失能时长（年）	
<1	24（20.3）
1 ~ 9	79（66.9）
10 年以上	15（12.7）
患慢性病情况	
无慢性病	13（11.0）
有慢性病	105（89.0）
基本医疗保险情况	
城乡居民医疗保险	76（64.4）
城镇职工医疗保险	36（30.5）
低保医疗救助	1（0.8）
公费医疗	5（4.2）
家庭年均收入情况（元）	
≤ 10000	11（9.3）

组别	人数 n（%）
10001 ~ 30000	16（13.6）
30001 ~ 50000	12（10.2）
50001 ~ 70000	20（16.9）
70001 ~ 90000	13（11.0）
>90000	46（39.0）
合计	118（100.0）

在本次问卷调查的118位失能老人中，有4位失能老人所在家庭还属于失独家庭，有22位失能老人所在家庭中仅有1位子女，33.9%的失能老人家中有2个子女。失能老人平均拥有的子女数为2.56±1.44个。对于处在失独家庭中的失能老人而言，其日常照护和生存问题均已面临巨大挑战，他们自身根本无法独立进行日常生活，亟待社会组织或专业团队的定期介入和持续帮扶。

（二）失能老人家庭照护者的基本情况

本次实地调研同期问卷调查的118位失能老人家庭照护者的基本情况如下（详见表3-2）：①性别分布：女性照护者78人，占比66.1%；男性照护者40人，占比33.9%。②年龄分布：年龄最小的照护者仅40岁，年龄最大的照护者已达90岁，平均年龄为62.73±11.10岁。其中60~69岁人数居多，共有45人，占比38.1%。③文化程度：家庭照护者中，大学及以上学历者较少，仅有11人（9.3%），其余学历分布中，小学及以下、中学或中专、大专学历分别为32人（27.1%）、35人（29.7%）、40人（33.9%）。④照护者的个人工作情况：76名（64.4%）照护者已经处在退休状态，22名（18.6%）照护者有自己的全职工作，16名（13.6%）照护者为无业或失业，4名（3.4%）照护者为兼职状态，即日常兼职多份零工以维持生计。本次实地调研发现，失能老人的家庭照护者的文化程度普遍偏低，平均年龄已超过60岁，他们中多数人业已退休，他们自身也已进入老龄化状态，多数家庭已明显存在难以应对沉重的照护负荷的现实困境。

表 3-2　北京地区实地调研的失能老人家庭照护者的基本情况（n=118）

组别	人数 n（%）
性别	
男	40（33.9）
女	78（66.1）
年龄（岁）	
40 ~ 49	16（13.6）
50 ~ 59	23（19.5）
60 ~ 69	45（38.1）
70 岁以上	34（28.8）
个人工作情况	
全职	22（18.6）
兼职	4（3.4）
退休	76（64.4）
失业或无业	16（13.6）
文化程度	
小学及以下	32（27.1）
中学或中专	35（29.7）
大专	40（33.9）
大学及以上	11（9.3）
合计	118（100）

　　研究发现，在北京地区，目前失能老人的主要居家照护者是老人的伴侣，其余依次是：雇用保姆，失能老人的儿子、儿媳妇、女儿等。由此可见，基于配偶关系的伴侣照护者为当前失能老人居家照护者的主要构成形式（35.6%），其次是基于直系血亲关系的子女照护者（25.5%），另外是基于服务购买关系的雇用照护者（17.8%）。详见表 3-3。实地调研中还发现，仍有少数失能老人处于日常无固定人员照护的艰难境况，他们只能依靠街道居委会或社会团体等非亲属人士提供的一些偶发性帮扶。

表 3-3　北京地区实地调研的失能老人的主要居家照护者的构成情况（n=118）

主要照护者	人数 n（%）
老伴	42（35.6）
儿子	18（15.3）
女儿	12（10.2）
儿媳	13（11.0）
女婿	1（0.8）
保姆	21（17.8）
街道或社会团体等非亲属	5（4.2）
无固定照护人（子女轮班）	6（5.1）
合计	118（100.0）

实地调研的失能老人的主要居家照护者的构成分布情况，如图3-2所示。

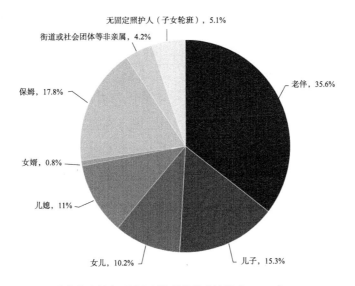

失能老人的主要居家照护者的构成情况（n＝118）

图 3-2　实地调研的失能老人的主要居家照护者的构成分布图

（三）失能老人的健康状况及致其失能的主要原因

针对失能老人的健康状况，进行调研分析发现：118位失能老人中，86人（72.9%）属于重度失能状态；105人（89.0%）患有慢性疾病。他们的平均失能年限为5.63±5.25年，导致其失能的主要原因是患有各类疾病（95人，80.51%）。研究提示，失能老人的特殊身体状况决定其对于基本医疗卫生服务和日常生活照料服务存在刚性需求。为了改善失能老人的基本生活质量，各级卫生行政部门及医疗卫生服务机构首先应着力缓解对其造成极大困扰的躯体疾苦。因此，为失能老人提供针对性的基本医疗卫生服务，确为应急之需。与此同时，因行动不便造成失能老人的日常生活陷入困顿之态和社会隔离之境，也亟须得到基层政府和社会团体的他力协助。

针对致使老人出现失能的原因进一步分析发现，主要是因为伴随其他多发性、常见性的老年躯体疾病，包括高血压、糖尿病、类风湿性关节炎、腰椎椎管狭窄等。另外，脑卒中（脑梗）位居老人失能原因的首位（36人，30.5%），其次是恶性肿瘤、心肌梗死（心梗）。详见表3-4。其中，脑卒中频发与老年人的生活方式、饮食习惯、消费理念、就医行为等不无关系。对于老年人而言，其日常生活方式和饮食行为的改善有利于预防脑梗等心脑血管疾病的发生和发展。在本次实地调研的118位失能老人中，高龄和外力损伤导致失能的人数分别为11人（9.3%）和12人（10.2%）。

表3-4　致使失能老人出现失能的主要原因（n=118）

导致失能原因	人数 n（%）
高龄	11（9.3）
脑卒中（脑梗）	36（30.5）
心肌梗死（心梗）	7（5.9）
恶性肿瘤	9（7.6）
其他疾病	43（36.4）
外力损伤	12（10.2）
合计	118（100.0）

实地调研的老人出现失能的主要原因分布情况，如图3-3所示。

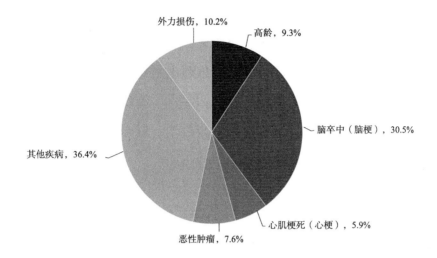

致使失能老人出现失能的主要原因（n=118）

图 3-3 实地调研的老人出现失能的主要原因分布图

（四）失能老人居家照护中的综合服务需求排序

在本次实地调研中，不同特征的失能老人针对自身的健康状况，提出对于各类居家照护服务的需求，对其进行综合排序后结果表现为[①]：日常起居生活照料位居首位，其次按顺位排列分别为：医疗护理服务、心理精神慰藉、康复训练。详见表3-5。本研究在实地调研中发现，现阶段失能老人的多样化居家照护服务需求尚不能被多元主体予以切实有效满足。

在个人深入访谈中还发现，失能老人的心理问题较为突出，多数失能老人存在一定的抑郁或焦虑倾向，提示对失能老人在提供日常生活照料之余，还应结合其所在家庭结构和人际关系特征，进行一些针对性的心理疏导尤为必要。近年来，老年人的心理问题正日益成为社会关注的焦点。多数失能老人同时患有不同程度的心理障碍或心理疾病，这缘于其长时间卧床导致的精神压抑、缺少家人的亲情陪伴、失能老人自认为

---

① 张如意.北京市失能老人居家照护多元主体的健康责任研究［D］.北京：首都医科大学，2022：17-21.

其对于所在家庭而言已成为拖累和累赘。通常情况下老年人的心理需求主要侧重于健康需求、和睦需求、尊重需求、求偶需求、代际需求、人际需求等层面。而当前的基层政府及社区养老机构社工和社会公益组织等，对于老年人的心理支持服务提供较为罕见，难以替代家人对于失能老人的关怀。本研究提示，以失能老人为核心，以家庭为单位，以社区为范围，建构一个多元主体互助协作的居家照护服务体系，借此满足失能老人的心理需求、康复需求、医疗需求等，既是满足当下失能老人的现实所需，亦是适应将来人口老龄化、高龄化的发展趋向。

本研究针对失能老人的医疗护理服务需求项目的具体内容，进一步分析发现，失能老人对医疗护理服务具体项目的需求排序依次为：疾病用药指导、定期体格检查、危急重症紧急处理、血压血糖等健康指标的动态监测、慢性病常规治疗、肢体或功能康复训练。详见表3-6。

表3-5　北京市实地调研的失能老人的居家照护服务需求顺位排列结果

服务需求	第一需求	第二需求	第三需求	第四需求	加权求和	顺位
医疗护理服务	41	46	27	4	360	2
康复训练	7	10	30	65	183	4
日常起居生活照料	58	43	13	3	390	1
心理精神慰藉	12	18	44	39	229	3

备注：* 加权求和 =4× 第一需求人次 +3× 第二需求人次 +2× 第三需求人次 +1× 第四需求人次

表3-6　北京市实地调研的失能老人对于医疗护理服务项目内容的需求程度评定

医疗护理服务项目	完全不需要	不太需要	一般	比较需要	非常需要	加权求和	顺位
肢体或功能康复训练	24	34	28	23	9	313	6
慢性病常规治疗	1	9	27	56	25	449	5
疾病用药指导	0	5	19	52	42	485	1
定期体格检查	1	4	25	58	30	466	2
血压血糖等健康指标的动态监测	3	2	22	66	25	462	4
危急重症紧急处理	4	15	17	32	50	463	3

备注：* 加权求和 =1× 完全不需要人次 +2× 不太需要人次 +3× 一般人次 +4× 比较需要人次 +5× 非常需要人次

本次实地调研发现，处于失能状态的老年人，多数属于慢性病多病共存状态，他们需要长期服用一些药物，有时会涉及多种药物的类型和剂量。因此，他们对于日常生活中的疾病用药指导需求较为强烈，期望能够得到专业医护人员的简单明确易行的规范指导。由于失能老人的特殊身体状况，需要定期进行必要的、相应的体格检查，遇到突发危急重症时更需要及时进行应急对症处理。另外，不同失能程度的老年人均希望能够得到常规的血压血糖等指标监测，轻度失能者还希望能够进行相应的肢体和康复功能训练，以便恢复自身适度的运动功能。由此可见，对于不同失能等级的老年人而言，其医疗卫生服务需求呈现出多层次、多样化的特点。因此，相较于行动自如的其他社区老年人来说，失能老人群体会更加迫切地寄希望于基层医护人员在与其签约并开展家庭医生服务时，适度拓展服务内涵，改善服务方式，以尽可能地满足他们的切实需求。

（五）失能老人居家照护下的生命质量和健康效用综合评估

生命质量在道德上是一个必要的概念，它关注的是个体的利益，在给定的个人处境下，何种生命是可能的，以及这种处境是否允许这个人有一种他或她认为值得一过的生命[①]。对慢性病和康复治疗而言，提高患者的生命质量是一个尤为重要的目标[②]。对于失能老人的生命质量，亦是在其长期居家照护过程中，各方主体应该予以关注并合力改善的重要内容。

本研究针对失能老人的生命质量，采用简易版本的EQ-5D生命质量评价量表，分别进行5个维度的健康状况的综合评估。评估结果表明，在行动能力维度方面，60.2%的失能老人存在重度问题，39.0%的失能老人

① LaPuma J, Edward F. Lawlor. Quality-Adjusted Life-Years: Ethical Implications for Physicians and Policy-Makers [J]. Journal of the American Medical Association, 1990 (263): 2917-2921.
② 汤姆·比彻姆，詹姆士·邱卓思. 生命医学伦理原则 [M]. 5版. 李伦，等，译. 北京：北京大学出版社，2014：203.

存在中度问题。在自我照顾能力维度方面，66.1%的失能老人存在重度问题，32.2%的失能老人存在中度问题。在日常活动维度方面，56.8%的失能老人存在重度问题，43.2%的失能老人存在中度问题。综合失能老人在行动能力、自我照顾、日常活动、疼痛/不适、焦虑/沮丧5个维度中存在中度或重度问题的评价结果可以看出，在所调查的118位失能老人中，存在中度及重度问题的失能老人，所占比例分别为：行动能力99.2%，自我照顾能力98.3%，日常活动100%，疼痛/不适84.8%，焦虑/沮丧64.4%[①]。详见表3-7。由此可见，失能老人的日常活动能力全都表现为存在一定程度的障碍。无论从行动能力、自我照顾能力，还是日常活动能力等不同层面而言，失能老人的生命质量现况均不容乐观，多数老人表现出重度问题，其中，尤以自我照顾能力低下表现更甚。

1.失能老人的生命质量评价

本研究在失能老人生命质量的分析评价过程中，进一步采用秩和检验的K-W检验，进行生命质量5个维度的组间比较分析可见，检验统计量为115.242，P<0.001。数据分析结果表明，失能老人在生命质量5个维度上的评价得分是存在一定差异的，而且这种差异具有统计学意义。本研究在实地调研中发现，失能后老人的日常活动能力大幅递减甚或骤减为零，行动不便的他们多选择卧床不起或者久居不出，与外界的交流日益减少，社会人际关系处于锐减之势。

本次实地调研的失能老人生命质量的不同维度评价分布情况，如图3-4所示。

① 张如意.北京市失能老人居家照护多元主体的健康责任研究［D］.北京：首都医科大学，2022：17-21.

表3-7　北京地区实地调研的失能老人生命质量不同维度综合评估情况（n=118）

评估维度	没有问题		中度问题		重度问题	
	人数 n	占比（%）	人数 n	占比（%）	人数 n	占比（%）
行动能力	1	0.8	46	39.0	71	60.2
自我照顾	2	1.7	38	32.2	78	66.1
日常活动	0	0	51	43.2	67	56.8
疼痛/不适	18	15.3	75	63.6	25	21.2
焦虑/沮丧	42	35.6	55	46.6	21	17.8

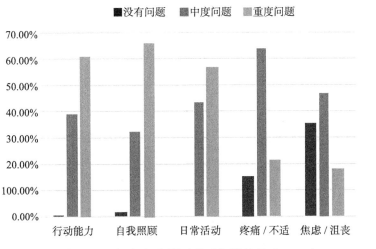

失能老人生命质量不同维度综合评估情况（n=118）

图3-4　实地调研的失能老人的生命质量各维度综合评估情况分布图

2.失能老人的健康效用综合评估

如表3-8所示，本研究采用我国EQ-5D量表效用值积分体系[1]，进一步测算实地调研的失能老人的EQ-5D健康效用值，以期评价北京地区失能老人的健康生存状况。

① 吴婷婷，路云，艾丹丹，等.江苏省老年共病患者患病率及健康相关生命质量研究：基于 EQ-5D量表效用值的测算［J］.中国全科医学，2020，23（S1）：47-51.

表 3-8　中国 EQ-5D 效用值积分体系表

条目	C	MO2	MO3	SC2	SC3	UA2	UA3	PD2	PD3	AD2	AD3	N3
赋值	0.039	0.099	0.246	0.105	0.208	0.074	0.193	0.092	0.236	0.086	0.205	0.022

本研究所采用的健康效用值计算过程，如公式1所示：

公式1：U = 1−（0.039+0.099 × MO2+0.105 × SC2+0.074 × UA2+ 0.092 × PD2+0.086 × AD2+0.246 × MO3+ 0.208 × SC3+0.193 × UA3+0.236 × PD3+ 0.205 × AD3+0.022 × N3）

在公式1中，C 代表常数项，MO2、SC2、UA2、PD2 和 AD2 分别代表如果被评价对象的行动能力、自我照顾能力、日常活动能力、疼痛/不舒服以及焦虑/抑郁处于水平2的状态时，赋值为1；若处于其他水平状态时，则赋值为0。MO3、SC3、UA3、PD3 和 AD3 表示被评价对象以上各维度如处于水平3的状态时，赋值为1；若处于其他水平状态时，则赋值为0。N3 表示5个维度中至少有1个维度如处于水平3的状态时，赋值为1。基于此，如采用中国效用值积分体系，假定某被评价对象各维度所处的状态水平分别为2、3、2、2、1时，按公式1进行计算，则其总体效用值计算如下所示，其值为0.466[①]。

U=1−（0.039+0.099+0.208+0.074+0.092+0+0.022）=0.466。

3. 失能老人的生命质量自我评价与其健康效用值的关联度分析

在本次实地调研中，针对118位失能老人采用 EQ-5D 生命质量评价量表的 VAS 评分，由失能老人进行自我评价，平均得分为48 ± 23.14分。采用基于中国人群的分值转换体系进行转换后可以得出，本次实地调研的失能老人的健康效用值的分值范围为−0.149 ~ 0.782，总体平均分为0.259 ± 0.020。本研究进一步对上述指标进行简单线性相关分析显示，所调查的失能老人的健康效用值与其自身的 VAS 评分的皮尔森相关系数

---

① 张如意.北京市失能老人居家照护多元主体的健康责任研究［D］.北京：首都医科大学，2022：36.

（Pearson）r值为0.527，p<0.001。相关分析结果表明，本次实地调研的失能老人群体的健康效用值与其自评的VAS评分之间具有相关性，且相关性具有一定的统计学意义，呈现出失能老人的生命质量自评评分越低，其健康效用值也会表现越低的线性相关趋势。

为了进一步分析失能老人自身的个体特征相关因素对失能老人的EQ-5D VAS评分和健康效用值的影响，本研究采用非参数检验进行统计分析，结果显示，对失能老人VAS评分形成影响的因素主要包括：失能老人的性别、年龄、失能等级、患慢性病的情况（p<0.05）。另外，对失能老人的健康效用值形成影响的因素主要包括：失能老人的性别、文化程度、失能等级、失能时长（p<0.05）[1]。详见表3-9。本研究提示，性别、失能等级这两个特定因素，对失能老人的生命质量和健康效用形成一定的双重影响。基于此，针对不同性别、不同失能等级的老年人，采用特定性、差异化的综合服务措施，以满足失能老人的个性化、多层次的服务需求，应该成为将来基层医疗卫生服务机构中家庭医生团队签约服务供给的发展趋向。

表3-9　失能老人的不同个体特征对其生命质量评分和健康效用值的影响因素分析

组别	EQ-5D VAS 得分	Z/ 卡方值	P 值	健康效用值	Z/ 卡方值	P 值
地区		−0.554	0.580		−0.130	0.897
农村	47.07 ± 3.57			0.26 ± 0.03		
城市	48.81 ± 2.52			0.26 ± 0.03		
性别		−2.110	0.035*		−2.057	0.040*
男	52.86 ± 3.21			0.30 ± 0.03		
女	43.14 ± 2.68			0.21 ± 0.03		
年龄		10.641	0.014*		3.316	0.345
60 ~ 69	60.56 ± 4.41			0.32 ± 0.04		
70 ~ 79	49.23 ± 3.84			0.20 ± 0.04		
80 ~ 89	47.50 ± 3.71			0.27 ± 0.04		

---

[1]　张如意.北京市失能老人居家照护多元主体的健康责任研究［D］.北京：首都医科大学，2022：37.

续表

组别	EQ-5D VAS 得分	Z/ 卡方值	P 值	健康效用值	Z/ 卡方值	P 值
90 岁以上	40.13 ± 4.33			0.26 ± 0.04		
文化程度		2.273	0.518		8.752	0.033*
小学及以下	46.53 ± 3.31			0.19 ± 0.03		
中学或中专	46.45 ± 3.55			0.29 ± 0.03		
大专	50.56 ± 4.61			0.30 ± 0.06		
大学及以上	61.43 ± 10.79			0.38 ± 0.07		
失能等级		20.889	<0.001*		6.008	0.049*
轻度失能	72.92 ± 5.52			0.40 ± 0.06		
中度失能	58.20 ± 5.39			0.28 ± 0.06		
重度失能	42.15 ± 2.19			0.23 ± 0.02		
失能时长（年）		2.901	0.234		8.189	0.017*
<1	51.88 ± 4.29			0.35 ± 0.04		
1 ~ 10	48.47 ± 2.68			0.25 ± 0.02		
10 年以上	39.33 ± 5.65			0.14 ± 0.05		
患慢性病情况		−1.986	0.047*		−1.082	0.279
不患病	49.51 ± 2.26			0.27 ± 0.02		
患病	35.77 ± 5.42			0.20 ± 0.05		
基本医疗保险情况		6.029	0.110		1.511	0.680
城乡居民医疗保险	44.26 ± 2.63			0.24 ± 0.02		
城镇职工医疗保险	53.33 ± 3.33			0.29 ± 0.04		
低保医疗救助	常量					
公费医疗	66.00 ± 16.91			0.33 ± 0.09		
家庭年均收入情况（元）		4.982	0.418		7.140	0.210
≤ 10000	45.45 ± 8.35			0.25 ± 0.06		
10001 ~ 30000	46.25 ± 6.06			0.21 ± 0.05		
30001 ~ 50000	40.33 ± 7.52			0.24 ± 0.07		
50001 ~ 70000	41.75 ± 4.28			0.18 ± 0.05		
70001 ~ 90000	50.38 ± 6.56			0.25 ± 0.07		
>90000	53.26 ± 3.26			0.32 ± 0.03		

（六）不同机构或主体为失能老人提供的志愿照护或帮扶服务情况

在本次实地调研中，有多数失能老人及其家庭照护者表示，未曾接受过相关部门提供的志愿或帮扶服务（63人）。如个人深入访谈中，失能老人N19反映："目前没有其他社区和机构为我们提供服务，我们村委会虽然设有养老机构，但是只针对五保人群，只有那些无儿无女的人才能去。"失能老人N60也表示："目前还没有任何人在日常生活中给我提供过什么帮助。之前我住在老房子的时候，邻居之间都互相认识，现在我们都搬到新社区了，也没有人来帮忙。住楼房大家都是各自关门成一家，感觉跟没有邻居似的。"本研究提示，城市社区居民日常生活之中的冷漠和疏离，缺少社会志愿者的帮助和关怀，让失能老人感觉自己置身于孤立无援的苦闷境地。

在个人深入访谈中，有55位失能老人提到其所在的居委会或村委会偶尔为老人提供一些帮扶。如失能老人N1表示："大队逢年过节时，会针对失能老人上门来送一些免费的慰问品，每两个月还会组织人来家里给我们免费理发。"失能老人N77表示："社区一般会经常性地进行安全巡视，会上门查看我的情况，询问我是否需要帮忙，有时还会派人陪同我去医院看病就医。"研究发现，居委会或村委会作为失能老人家庭日常可以接触到的最基层的社会组织机构，他们对于失能老人的间歇性帮扶，主要体现在逢年过节时发放慰问品或者定期为失能老人提供免费理发等生活服务方面。

（七）志愿者参与失能老人的居家照护服务情况

志愿者服务在一定程度上反映了一个社会的文明进步、互助共济的新风尚，同时，志愿者服务也能够为失能老人的家庭照护者带来一些喘息之机。本研究在实地调研中发现，大多数签约失能老人的家庭医生（60.5%）认为，社会志愿者可以在失能老人的居家照护模式中发挥比较重要或非常重要的作用。仅有20名（7.25%）家庭医生认为，社会志愿者目前在失能老人的居家照护模式中发挥的作用不太重要或者很不重要。详见表3-10。

表 3-10　家庭医生认为社会志愿者在失能老人居家照护服务模式中发挥作用的重要程度

辖区	很不重要 n（%）	不太重要 n（%）	一般 n（%）	比较重要 n（%）	非常重要 n（%）	合计 n（%）
XC 区	2（3.64）	1（1.82）	23（41.82）	16（29.09）	13（23.64）	55
FT 区	1（1.08）	8（8.60）	25（26.88）	41（44.09）	18（19.35）	93（100）
DX 区	1（1.45）	3（4.35）	19（27.54）	27（39.13）	19（27.54）	69（100）
HR 区	0（0）	4（6.78）	22（37.29）	30（50.85）	3（5.08）	59（100）
合计	4（1.45）	16（5.80）	89（32.25）	114（41.30）	53（19.20）	276（100）

　　家庭医生认为，社会志愿者的积极参与，可以为失能老人的家庭成员分担一定的照护负担，比如可以对失能老人进行心理疏导和精神慰藉，必要时陪同失能老人外出就医等，详见表3-11。另外，经过规范化培训的社区志愿者，还可以协助失能老人进行康复训练以及提供一些必要的社会支持活动或者生活起居照料。这些志愿服务，不仅可以为失能老人的家庭照护者适当减负，也有助于促进失能老人与外界重新建立起必要的沟通及联系。

表 3-11　签约失能老人的家庭医生认为志愿者可以为老人提供的居家照护服务内容

服务内容	人次 n	顺位
起居照料	176	5
心理疏导	221	1
陪同就医	209	2
文娱或社交活动陪伴	181	4
协助康复治疗	190	3
其他	3	6

　　1.失能老人及其家庭接受志愿服务的意愿

　　在本次实地研究中，有40名失能老人及其家庭表示愿意接受志愿者提供的服务（40/118）。阐述理由如下：①可以短暂地解放家中的照护者，减轻照护者的压力（21/118）。如访谈中失能老人N63表示："我希望有人能来帮忙，这样的话，子女们一个月也能休息几天，不用时刻陪在我身边，可以有他们自己的时间和生活。"②在心理上得到慰藉（19/118）。如失能老人N1表示："我很愿意有志愿者来，能陪我聊聊天，解解闷，有个说话的人，心里也会舒服很多。"③可以帮助做家务（17/118）。如失能老人N91表示："志愿者可以提供一些无偿服务，比如擦玻璃、打扫卫生等。"研究提示，失能老人及其家属对于志愿者的需求，主要体现在志愿服务既可以让家庭照护者获得喘息之机，也可以让失能老人获得聊天解闷的机会。

相较于同时为多个患者提供专业医疗护理的卫生技术人员来说，志愿者团队有更多的时间和机会将注意力集中在某位特定的患者身上，其职责的核心是尊重并认真对待患者，以便能够发现患者的多重需求并确定自己能够做什么，及时为其提供社会支持，这其中可能包括提供亲密照料服务、加强彼此之间的联系、做一个好的聆听者等。这些服务均要求志愿者应当具备同情心、谦虚、耐心和肯定的态度。对于参与特殊类型的失能老人如居家安宁疗护的志愿者来说，做一个好的聆听者尤为重要，他们不应该说太多的话，而应该通过理解患者说的内容适时地作出符合患者身体和心理状态的积极反应①。适时的情感共鸣可以为临终者及其家属提供心理慰藉，从而体现契合度较高的社会关怀②。

在个人深入访谈中，有9位失能老人表示，邻居或志愿者曾为其提供过一些帮扶服务。如失能老人N65表示："志愿者有时会上门询问，是否需要帮助，但主要也是党员活动的时候会来一下，并不是长期性的，家里要是有个什么急事的话，他们也帮不上忙。"研究提示，社区志愿者服务的偶发性及随机性，让失能老人对其并不抱有过高期望。而且，有时因为志愿服务成为响应组织号召的一种必需活动形式，反而需要失能老人及其家庭成员配合其标志性活动的开展，因此，导致部分失能老人对社区志愿活动产生一定的误解。在日常实践中，志愿者的服务通常为无

---

① Krízová E. Volunteering and mutual aid in health and social care in the Czech Republic as an example of active citizenship［J］. Cent Eur J Public Health，2012，20（2）：110-115.

② 张如意，彭迎春.多元互助视域下志愿者参与安宁疗护服务模式探析［J］.中国医学伦理学，2022，35（2）：230-235.

偿提供，其服务人员队伍、服务内容、服务形式和服务时间多不固定。本研究在实地访谈中发现，在北京市的各地社区，目前的志愿者服务多为自发性质，常常由退休后的相对低龄老人或者年轻党员下社区的时候间歇性提供，在实际运行中很难保障志愿者服务的连续性和规范性，因而也难以获得失能老人家庭对其服务的真正认可。

2.基于福利多元理论的志愿者服务需求分析

1986年罗斯对于福利多元理论进行了系统阐述，突破了传统国家或市场单一化的福利供给模式，提出了建立包含政府、家庭、社会力量等多方参与、整合和协调的社会福利供给格局，其核心是分权和参与。罗斯最早提出了福利应由市场、家庭、国家三部门提供；约翰逊（Johnson N.）提出除了政府和市场的参与，还应有志愿部门和非正式部门；埃弗斯（Evers）将参与主体划分为政府、市场、社区和社会组织①。福利多元理论对于失能老人的居家照护服务中多元主体协作机制的构建具有一定的理论参考价值，可以鼓励志愿者团体参与失能老人的居家照护服务，与基层医疗卫生服务机构共同承担失能老人居家照护服务的提供职责。这样既可以改善社会参与度，提高社会公众对于失能老人的帮扶和关爱；另外，还可以提高失能老人居家照护的服务效率和质量，减少医疗资源及养老资源的过度使用和不当浪费。

3.基于互助共济理论的志愿者服务需求分析

在社会保障制度中存在代际互助共济关系，例如在养老服务领域，可以理解为在有劳动能力的时候为高龄或失能老人提供养老服务，在自己有需要的时候可以接受别人提供的养老服务，实现养老服务的代际交换，此即发挥类似于"时间银行"的迭代，自己通过为他人提供劳动服

---

① 程媛.积极老龄化背景下"医养结合"养老模式研究［D］.赣州：江西理工大学，2020：55-57.

务，为自己今后的养老积累服务时间①②。该理论同样适用于失能老人的居家照护服务领域，一方面可以有效利用志愿者的社会资源，有助于实现失能老人居家照护的可持续健康发展；另一方面有利于志愿者个人实现其应有的人生价值。

但是，实地调研中仍有78名失能老人及其家庭表示不愿意接受志愿服务（78/118）。究其原因主要存在以下担忧：①志愿者服务难以保证持续性（42/118）。在个人深入访谈中，失能老人N97表示："我从心理上是愿意接受志愿者服务的，但是志愿者大部分都是临时性质的，这种帮扶缺乏连续性。"②担心泄露个人隐私（41/118），如失能老人N71反映："小家庭是个比较隐私的概念，志愿者来家中，而且还可能是不固定的陌生人，家里人也不放心，而且感觉磨合相处很麻烦。"③担心志愿者的服务质量没有保障（38/118）。如失能老人N83表示："不愿意接受志愿者的服务，就算是陪伴聊天，这也涉及人员的文化素质问题，我自己可以从别的渠道获取信息和接触外界，不是必须要通过志愿者渠道。"④担心志愿者对老人进行二次伤害（29/118）。如失能老人N84的照护者表示："不需要志愿者，我担心志愿者上门之后乱说话，说错话，给老头子增加心理负担，他现在心理比较脆弱。"⑤对志愿服务没有需求（28/118）。如失能老人N34反映："家中已经雇用了保姆，保姆和家人的照顾对我来说已经足够了，而且家里房子小，不是很方便。"失能老人N44表示："暂时不需要志愿者，我比较喜欢和熟悉的人聊天。"失能老人N51的照护者认为："目前不需要志愿者，我们是多子女家庭，子女之间能够互相帮助，共同照顾老人。"研究提示，部分失能老人及其家庭照护者，鉴于志愿服务缺乏连续性，以及个人及家庭隐私保护等考虑，或者担心服务质量无从保

①　张如意，彭迎春.多元互助视域下志愿者参与安宁疗护服务模式探析［J］.中国医学伦理学，2022，35（2）：230–235.
②　张婷.人口老龄化背景下"时间银行"互助养老模式的优化路径研究［J］.内蒙古财经大学学报，2020，18（6）：104–107.

障，因而会对志愿服务产生抵触心理。由此可见，社区志愿者服务的全面推进以及获得居民的真正认可，仍需假以时日。

（八）失能老人及其家庭照护者对于参与居家照护的多元主体的责任分值评定

如表3-12所示，在本次实地调研中，采用满分为十分制的综合评分方法，由失能老人及其家庭照护者共同对参与失能老人居家照护所涉及的多元主体应当承担的健康责任进行评分。经综合测算后，各方主体的平均分值统计结果如下：政府1.96分，家庭医生团队1.86分，家庭成员4.30分，社会力量1.28分，老年人自身0.60分。

由综合评分结果可见，基于失能老人及其家庭照护者的视角来看，在参与失能老人居家照护的多元主体中，家庭成员应当承担失能老人的主要居家照护责任；其次分别是政府的政策保障责任和家庭医生团队的健康管理责任。另外，社会力量也应当积极参与进来，并承担一定的互助共济责任。对于老年人自身而言，在其身体状况许可的现实境况下，也应当适度承担自我健康管理的责任，以积极履行"个人是自我健康的第一责任人"的首要责任。唯有基于多元主体责任明晰且通力协作的基础之上，才能共同促进失能老人居家照护模式的健康可持续发展。

表3-12 北京地区实地调研的失能老人及其家庭照护者对参与居家照护的多元主体责任评分

参与照护的多元主体	平均值 ± 标准差（分）
政府	1.96 ± 1.17
家庭医生团队	1.86 ± 0.98
家庭成员	4.30 ± 1.67
社会（包含居委会、村委会等）	1.28 ± 1.03
个人	0.60 ± 0.96

实地调研的失能老人及其家庭照护者对参与居家照护的多元主体健康责任承担评分占比情况，如图3-5所示。

■政府　■家庭医生团队　■家庭成员　■社会力量　■老年人

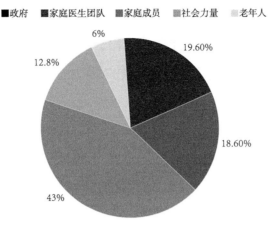

图3-5　失能老人及其家庭照护者对参与居家照护的多元主体责任承担评分占比图

（九）失能老人及其家庭照护者对于建构居家照护多元主体协作机制的建议

本研究在实地调研中，分别征询了失能老人及其家庭照护者对于政府、家庭医生服务团队、社会力量、家庭成员、失能老人个体等不同主体，如何参与失能老人居家照护的相关建议，不同主体的观点分别概述如下：

1.失能老人及其家庭照护者对于政府部门的相关建议

在本次实地调研中，失能老人及其家庭照护者对于政府部门提出的相关建议，主要集中于政府的经济扶持力度和政府对于志愿服务的社会宣传力度等方面。

（1）加大经济扶持力度（91/118）。在个人深入访谈中，失能老人表达了对于政府发放失能补贴的明确诉求，如N9反映道："对于我们这些农民家庭来说，家里有我这么一个失能老人，我简直就是个废人，我家里现在经济压力很大，还是希望政府能多多扶持，现在每个月只发600元的失能补贴，实在是不够花。"失能老人同时也表达了对于看病就医过程中医保报销额度的建议，如N70表示："希望政府能够提高医疗保险的报销额度。"本研究提示，提高失能老人医疗保险的报销比例，能够直接减轻失能老人所在家庭的总体医疗费用支出。而与此同时，提高政府对于失能老人专项补贴的补助额度，类似于相对增加失能老人的家庭收入来源。双管齐下才有可能切实减轻失能老人家庭的沉重经济负担，让其能够适当改善生活质量。

（2）加大志愿服务的社会宣传力度（88/118）。在个人深入访谈中，失能老人表达了对于社会层面的志愿者参与为老服务的明确意愿，如N28反映道："通过政府的广泛宣传，从而让更多的年轻人爱上学医，然后用他们的所学来服务大众。另外，政府还应该通过宣传，让更多的年轻志愿者，加入为老服务的队伍中来。"对于志愿者的无偿服务，尤其是具备医学相关专业知识的志愿者服务的迫切需要和长期期待，体现了失能老人亟须得到社会力量和专业人士免费帮扶的求助心理。

（3）扩大养老驿站的服务范围，增加驿站的服务项目，降低驿站的收费标准（84/118）。在个人深入访谈中，失能老人对于目前社区内所设置的养老驿站的服务项目和收费标准的问题提出了一些看法，如N81表示："目前养老服务驿站的服务项目，还是比较有限的，希望今后驿站可以扩大服务范围，降低服务收费。现在政府发的失能补贴只能在驿站使用。但是，我感觉现在驿站的服务收费，比外面的服务收费还要贵，有时感觉真的就是为了花钱，才不得不去驿站消费的。"本研究在个人深入访谈中获悉，现阶段政府发放的失能补贴专项经费，因其使用范围的受限，导致本应由失能老人直接享受的政府福利政策，却多数反向流入了养老驿站的经营者之手，导致失能老人对于当前社会相关养老福利政策知晓度偏低，对于社区及社会发展和制度保障下的福利供给的获得感不强。因此，政府及有关部门在发放失能补贴及制定失能帮扶政策的同时，亟须加强服务提供机构如养老驿站的规范化管理，扩大养老驿站的服务范围，监督养老驿站的服务定价，从而让失能补贴在实际使用过程中，真正发挥其最佳效能。

（4）多给予老人心理关爱（79/118）。在个人深入访谈中，失能老人表达了对于心理关爱的渴求，如N64表示："希望政府能够多多关心、问候一下我们老年人，让我们知道自己也是被关心的，这样的话，我们在心理上也会得到一些慰藉的。"研究发现，渴望得到政府关爱的心理诉求以及担心被社会遗忘的恐惧心理，在失能老人这类特殊群体当中，表现得尤为真切。

（5）完善失能老人评定等相关政策（68/118）。在个人深入访谈中，失能老人反映了目前存在失能评定工作效率低下等问题，如N92表示："希望有关部门能加快失能评定工作，推进从失能申请到享受失能补贴的认证速度，同时还要对失能补贴的消费，作出明确的政策规定，建立相应的监督反馈机制。"另外，在访谈中失能老人对于临终期的死亡质量和安乐死等问题提出了相应的诉求，如N73表示："对于一些生命没有质量、没有尊严的老人，我强烈建议，政府应当出台安乐死的相关政策。"研究提示，只有对失能补贴经费加强规范管理和严格的监督评价，才能够保证专项经费的切实有效使用。另外，对于少数晚年生存质量不容乐观的失能老人，可以人性化地考虑对其施行姑息疗法或居家安宁疗护等相应政策，以减轻他们日常难以忍受的痛苦，改善他们生存期的生命质量，维护他们生命最后阶段的人格和尊严。

（6）政府提供居家养老的助老设备（37/118）。在个人深入访谈中，失能老人表达了对于配备适老化的居家设备的明确诉求，如N85建议："希望政府能够为失能老人提供一些有资质的、合格的居家助老设备，一来是因为政府提供的设备质量有保障，二来是因为我们很多老人在家自费装不起。"研究提示，在失能老人所居住的家庭内，安装一些适老化的助老设备，不仅可以改善其生活居住环境，有利于失能老人进行一些简单的日常活动，也便于家庭医生团队等专业技术人员对失能老人开展长期的健康促进和健康管理服务。

（7）提供专业的生活护理人员（33/118）。在个人深入访谈中，失能老人表达了对于社会专业护理人员的切实需求，如N18反映："希望政府能够派出专业的人员，帮我进行护理，这样可以更好地改善我的晚年生活。"失能老人对于专业护理人员的强烈诉求，也在一定程度上反映出失能老人家庭照护者的专业护理服务能力的欠缺，亟须补充专业护理人员和团队力量。

2.失能老人及其家庭照护者对于家庭医生服务团队的相关建议

在本次实地调研中，失能老人及其家庭照护者对于签约失能老人的家庭医生团队提出的改进建议，主要聚焦于开展居家康复医疗服务、普及健康教育知识、建立家庭病床等医疗卫生服务领域。

（1）开展居家康复训练（94/118）。在个人深入访谈中，失能老人对于家庭医生开展居家康复服务表达了明确的需求，如N3建议："希望医务人员能定期上门，提供康复训练。"研究发现，失能老人对于康复训练的需求较为强烈，他们中多数人虽然活动能力明显受限，但仍希望通过定期进行专业的康复训练，使自身可以恢复一定的活动功能，避免对于家人形成过度依赖。

（2）开展家庭照护者的健康教育和技能培训（88/118）。在个人深入访谈中，失能老人表达了希望家庭医生能够帮助家庭照护者提升健康知识和照护技能的愿望，如N23表示："希望医务人员为家人提供更多的健康指导、宣传教育，还有专业操作，购买设备的指导，怎么吸痰等。"N7反映："希望家庭医生能够普及卫生防病知识，并能够督促我的家人，进行健康指导训练。"研究提示，提升家庭照护者的日常健康管理知识及其相对专业的护理技能，可以改善失能老人的居家照护质量，也可以适当缓解基层医护人员人力资源匮乏、无法及时上门服务的现实困境。

（3）建立家庭病床（85/118）。在个人深入访谈中，失能老人表达了对于建立家庭病床的殷切期望，如N76建议："我希望能够在家就有病床，医生定期上门，就像在医院病房巡诊似的。"研究发现，失能老人对于建立家庭病床的需求较为强烈，尤其是对于重度失能的老人而言，他们多处于长期卧床状态，更是迫切希望能够得到家庭医生定期上门为其开展系统专业的治疗护理及访视服务，以提升居家照护状态下的医疗卫生服务的可及性。

（4）增加药品配备种类（79/118）。在个人深入访谈中，失能老人认为基层医疗卫生服务机构现有的药品不全，种类不足，希望增加药品配备。如N110表示："我认为在农村，乡镇卫生院里面很多药品都可能不全，希望乡镇卫生院能够多进一些药品，应该让药品配备更加齐全。"研究发现，失能老人基本均为多病共存状态，他们对于药品的就近可及及其购置诉求，表现得比其他群体更为迫切。

（5）开设老人就诊爱心通道（72/118）。在个人深入访谈中，失能老人提出了为他们就诊开通绿色通道的建议，如N67表示："希望乡镇卫生院在提供打疫苗服务的时候，可以给我们老人单独安排。上次我去医院排队等了很长时间，我们老人身体吃不消。"研究提示，对于失能老人，无论在其日常就诊还是在为其进行疫苗接种时，均应该为其建立爱心绿色通道，以减少老年人排队等候的时间，医疗卫生服务机构在服务中应该尽量体现出人性化的关怀。

（6）加强电话随访（71/118）。在个人深入访谈中，失能老人希望家庭医生日常可以定期电话随访以了解他们的健康状况及其家庭照护者的心理状况，如N6表示："希望家庭医生可以多打电话联系我们，多关心一下我们的健康状况。"N11建议："希望家庭医生有更多的时间，可以更加主动地关心患者家属，帮助他们释放压力。"研究提示，失能老人希望与自己签约的家庭医生建立长期的、持续性的稳固联系，他们希望家庭医生在日常工作中，能够腾出更多的时间对其进行电话随访，以便于随时了解他们的健康动态，或者能够加强与失能老人的家庭照护者之间的沟通，以帮助他们化解长期照顾过程中积聚的心理压力。

（7）提供上门输液及打针服务（56/118）。在个人深入访谈中，失能老人表达了对于医护人员提供上门打针输液服务的强烈诉求，如N31反映："现在不允许上门打针输液了，但对于我这样一个行动不便、下不了楼的老人来讲，上门服务，我们真的很需要。"研究提示，对于行动不便的重度失能老人，上门服务需求显得尤为迫切。政府及有关部门应考虑部分失能老人对于上门打针输液等医疗护理服务的切实需求，规范家庭医生的服务行为，在条件许可的情况下最大限度地保障基本医疗卫生服务的有效供给。同时，家庭医生应该结合失能老人的实际需求，增加上门服务的频次，提升服务的可及性。

（8）加大家庭医生服务内容的宣传（34/118）。在个人深入访谈中，失能老人认为目前家庭医生服务宣传仍不到位，导致其在居民中的知晓度不佳，如N56表示："家庭医生的宣传工作目前做得还是不太到位，我们家里人之前不知道家庭医生可以提供上门换尿管的服务。今后希望可以加大宣传力度，让我们及时知道相关的养老助老服务。"研究提示，对于家庭医生签约服务，应通过多种渠道加大宣传力度，让更多的居民了解服务内容及服务方式，这既有利于提升家庭医生签约服务的认知度和社会接受度，更有利于改善失能老人的服务可及性和获得感。

3.失能老人对于家庭成员的相关建议

在本次实地调研中，失能老人对于自己的家庭成员提出的相关建议，主要侧重于家庭经济支持、关怀陪伴、悉心照护、增强健康知识等方面。

（1）提供必要的经济支持（111/118）。在个人深入访谈中，失能老人表达了希望子女能够为其提供经费支持的明确意愿，如N54建议："子女们要尽量分摊老人的生活和照护费用，分头进行照顾老人。"多子女的家庭成员之间，进行失能老人居家照护费用的合理分配和照护责任的适度分担，会显得更加公平，也有利于家庭成员之间友善互助的亲情氛围的建立与营造。

（2）抽时间多陪伴老人（109/118）。在个人深入访谈中，失能老人表达了希望子女能够多多陪伴的意愿，如N72表示："子女各自尽孝心，有空的时候就回来多陪陪我，尤其是过年过节什么的。"研究提示，失能老人渴望得到成年子女的陪伴，尤其是在逢年过节等特殊时期，更希望能够有亲人陪伴其左右，让其体会难得的亲人团聚时的家庭温暖。

（3）耐心照顾老人的生活起居（87/118）。在个人深入访谈中，失能老人希望家人在对其进行照顾时要更有耐心和细心，如N87表示："家人主要是对我进行日常生活起居的照护，我认为家人对老人可能需要更加细心和有耐心。"研究提示，失能老人较一般群体表现得更为敏感，他们通常对于家人持有较高的信任和依赖，也希望家人在对其进行居家照护的过程中，能够给予其足够的细心和耐心照护。

（4）主动学习健康照护知识和技能（73/118）。在个人深入访谈中，失能老人希望家人能够主动学习健康照护知识和技能，如N53表示："希望家人能够主动参加村里的大课堂，多学习一些健康照护知识，提高一下照护水平。"研究提示，失能老人希望他们的家庭照护者可以掌握更多的健康照护知识，提升自身居家照护的专业水平，从而可以更好地为失能老人开展居家照护服务，改善其晚年生活质量。

4.失能老人及其家庭照护者对于社会力量的相关建议

在本次实地调研中，失能老人及其家庭照护者对于社会力量提出的相关建议，主要侧重于志愿服务、敬老氛围、日间照料、关注帮扶等方面。

（1）可以提供志愿服务（106/118）。在个人深入访谈中，失能老人表达了对于社会志愿者参与其日常生活起居服务的意愿，如N77表示："希望社会能够多多帮助我们这种生活不便的老人和家庭，比如平时可以多发动一些志愿者，来照护我的日常生活起居。"对于志愿者服务的接纳和期望，反映出部分失能老人因其日常生活起居的不便，而对他人所能提供的帮助及社会支持的渴求，尤其是当他们置身于家庭照护者严重不足的现实困境下。

（2）营造良好的社会敬老氛围（88/118）。在个人深入访谈中，失能老人建议在社会层面整体营造尊老敬老的氛围，如N4表示："希望社会团体能够多关心老人，让我们老年人感觉到自己还不是个废人。"N67认为："老人养老需要有良好的社会氛围，现在社会上本来有些挺好的事情，被一些不正之风给带坏了。"研究提示，在全社会构建起敬老爱老的友善氛围，可以重建失能老人的生活愿望以及与自身躯体疾病坚持长期斗争的信心。

（3）设立日间照料中心及老年食堂（57/118）。在个人深入访谈中，失能老人表达了希望社区能够提供日间照料服务的意愿，如N117建议："我觉得可以在村委会设立一些日常照护的站点，因为中午我们家里人都不在家，站点的人可以做饭，到时可以给我送点饭吃。"研究提示，在失能老人居住的社区设立养老驿站，对老人进行日间照料，同时可以由养老驿站的工作人员上门送餐来解决失能老人的日常用餐问题，可以帮助他们在家庭照护者不在身边时无法自主解决吃饭问题的现实困境。

（4）居委会加大对失能老人家庭的关注和帮扶（56/118）。在个人深入访谈中，失能老人希望居委会（村委会）能够为其提供及时有效的帮扶服务，如N44表示："我们家人之前不知道怎么申请失能认定，导致拖延耽搁很久，希望居委会及相关部门，今后能够多做一些宣传，让更多的老人知道这些补助政策。"失能老人N82建议："希望居委会在不了解我们家里的实际情况时，尽量多来家中看看，多来问问，加大上门巡视和安全培训力度。"失能老人N64反映道："现在社区街道工作人员对老年人的关怀不够，对老人的实际情况了解不足，有些只是注重表面文章，做实事又少。希望居委会的工作人员尽量由本社区的四五十岁，了解老人各家情况的人来担任。"研究提示，社区居委会日常在基层开展为民服务工作中，应该努力做到让失能老人的相关政策及时普及到位，真正做到针对社区失能老人的"底数清、情况明"，这样才能对失能老人发挥切实有效的扶危济困作用。

（5）进行一些物质或经济帮扶（18/118）。在个人深入访谈中，失能老人希望社会团体能够对其提供一些免费帮扶，如N51表示："希望社会团体在条件允许的情况下，多给我们一点经济帮助，或者物品资助，比如尿垫等，我感觉我们家庭现在的经济负担还是很重的。"研究提示，失能老人对于社会团体的经济援助存在一定的期待，反映其因为长期处于失能状态而导致一系列高额经济费用的持续支出，对其所在家庭已造成较大的压力和困扰。

5.老年人自身

在本次实地调研中，失能老人及其家庭照护者对于失能老人自身提出的相关建议，主要侧重于遵医嘱、少生气等方面，而对于失能老人的自我健康管理责任并未寄予太多期待。

（1）在自我意识方面：无意识，无能力（89/118）。在个人深入访谈中，多数失能老人表示，鉴于自己目前的身体状况，已经无法承担其本应由个人承担的健康责任，甚至少数失能老人的家庭照护者反映，有时失能老人的自我意识会出现模糊不清的现象。

（2）在生活方式方面：遵医嘱，不抽烟，不饮酒（22/118）。在个人深入访谈中，失能老人表达了希望改变自己不良生活方式的意愿，如N45表示："自己保养好，不要抽烟，不要喝酒就行。"

（3）在情绪管理方面：控制情绪，少生气（11/118）。在个人深入访谈中，失能老人表达了控制和管理自我情绪的意愿，如N76认为："我觉得自己脾气比较大，可能在平时会惹恼照顾我的人，以后我会尽量少生气。"

综上可见，失能老人及其家庭照护者对于长期居家照护存在多层次、多样化的服务需求，现有的居家照护服务模式仍难以达到其心理预期。现阶段，在社会资源和照护力量整体匮乏的现实境况下，家庭照护者仍然是失能老人所需服务的主要提供者，其他主体对于失能老人居家照护服务的参与力度明显不足。然而，多数家庭照护者在当下的生存困境中，感觉到照护负担过重、心理压力过大且可以获得的社会支持较少。对此，亟须多元主体的共同参与和通力协作，以期更好地满足失能老人居家照护的多元化服务需求，从而切实改善失能老人及其家庭照护者的整体生存状态和健康生命质量，以期推动新的时代发展趋势下老龄化社会的和谐稳定发展。

第二节　失能老人典型个案叙事分析

本研究从实地调研的118位失能老人及其家庭照护者的个性化、分散式口述叙事中，遴选出7个不同类型的典型个案，对叙事文本的核心内容进行适度凝练，借由第三人称口吻客观呈现其叙事概要。同时，对失能老人的多样化需求进行分类梳理和综合分析，以期达到管窥一斑之效。

典型个案一：可望而不可即的养老院

一、个案叙事概要

1.基本情况：失能老人N2，男性，74岁，轻度失能，家住北京郊区某村，退休前曾担任其所在村的乡村医生。患有高血压和脑血管疾病，曾因外力跌倒，后脑受伤导致身体偏瘫，已经行动不便6年多。平日可依靠拐杖在自家院子中缓慢挪步，现仍可较为顺畅地与他人沟通。夫妻二人育有3个儿子，目前都在离家较远的区里工作。此次陪伴访谈者的是老人76岁的妻子，其妻也是老人的日常看护人。

2.医疗服务：患者目前有城乡居民医疗保险，平日里开销最大的地方就是慢性病的服药费用，城乡居民医疗保险基本可以负担老人的医疗开销。因为老人退休前曾是村里的乡村医生，所以对医疗相关的政策比较感兴趣，也很了解。老人的徒弟目前仍然以村医的身份为同村村民服务。老人在刚失能的时候，就主动申请了民政局的失能补贴，现在每个月有800元的失能补贴。老人有自己的签约家庭医生，也就是他提到的自己的徒弟。平时老人有啥事也会经常给自己的徒弟打电话，在自己提出需求的时候，徒弟会上门来帮他测血压或者送药。现阶段可以享受的最主要的医疗服务就是送药上门。老人希望乡镇卫生院能开设康复医疗服务。但是，由于自己身处地广人稀的乡村，他认为即使有了康复服务，可能也只能在乡镇卫生院开展，很难深入村落，很难让住在村落里的老年人也能享受到康复服务。

3.日常生活：老人家住在农村，有自己的田地，目前外包给了同村的其他人家，可以有一点微薄的收入用于补贴生活。现阶段老人最主要的生活来源是3个儿子的供养，日常生活成本较低，儿子们回家看望老两口的时候会带一些食物回来，吃穿用度主要都由儿子们负责。

4.家庭关系：老人和自己的老伴儿常年居住在一起，近年来主要由老伴儿负责家庭的日常家务，定期帮助自己洗澡等。老人认为孩子们都有自己的家庭，自己也不愿意去3个儿子家居住，认为"不自在"。对于照护责任的家庭分担方面，他认为一家人很难有明确的责任划分，即使是在3个儿子之间一碗水都端不平。小儿子是成家最晚的，所以结婚购置新房的时候，家里掏空家底，几乎毫无保留地资助了小儿子。但是，这件事让其他两个儿子对老人很有意见，他们认为小儿子应该主要承担父母的赡养职责。虽然长子和次子近几年并没有再过多地提及此事，但是老人自己心里知道这是一家人的隔阂所在。现在他对孩子们也没有过多的要求，就是希望他们有时间回来看看自己和老伴儿，帮忙采买一些生活用品就已经很满意了。如果自己和老伴儿年龄再大一点，老两口不具备独立生活能力了，希望能去养老院生活，不愿意和儿孙住在一起。但是，如果入住养老院，可能会面临很大的一笔资金开支，老两口现在手头几乎没有什么积蓄，老人认为农村的房子也很难实现以房养老，希望儿子们可以共同承担养老的经济费用。

5.社会支持：老人认为村委会的工作目前做得还行，他们时常会有人来家中问候，有时还会组织乡镇医护人员来村里开展一些"健康大讲堂"。尽管自己很少参加，但是，老人认为这些活动对村民有好处。村集体的能力有限，尽管大家是老相知，说是有困难也会及时帮扶，但他不好意思麻烦别人，也担心别人会拒绝。老人自己也认为不需要志愿者服务，觉得没有这方面的需求，只要整个村里的人大家互相有礼貌、有爱心，大家关起门来过自己的日子就可以了。

6.政府帮扶：老人觉得现在国家的政策已经很好了，希望乡镇政府和村委会能帮助老人在生活方面解决一些实际困难。老人希望能够形成良好的社会风气，社会对老年人要给予更多关爱。自己经常会因看到社会上一些不公平的事情而感觉很生气。

7.责任分担：老人认为在失能老人居家照护10分制的责任分担中，家庭医生团队应承担8分，家人应承担2分。如此分配的原因是，他认为家庭医生和自己家人关系密切，可以较多地承担照护责任，同时可以辅助自己和家人做一些事情。

二、需求综合分析

1.日常照料需求：老人的日常照料主要由其配偶提供，生活需求基本可以得到满足。

2.养老服务需求：由于儿子之间因房屋财产问题而存在一定的心理隔阂，导致老人与儿子之间的关系不够亲密。因此，他不愿意与儿子同住。虽然该失能老人有入住养老院的明确需求，但由于其自身缺乏经济支付能力，且考虑到现实中也很难得到儿子们的经费支持。因此，老人希望能够得到政府的大力扶持。

3.医疗服务需求：老人拥有自己的签约家庭医生，且与其之间存在师徒关系，日常联系较为密切，可以较为便捷地获取基本医疗卫生服务。老人对于家庭医生的医疗卫生服务依赖程度较高，因此，希望家庭医生对其承担较多的健康照护责任。与此同时，对于康复服务，仍存在一定的需求，希望乡镇卫生院可以入村入户开展康复服务。在多元主体的健康责任分担中，老人认为家庭医生团队应该承担最主要的照护责任。

4.心理慰藉需求：老人日常主要与妻子相伴，对妻子的依赖性较强。儿子们对老人的关照，仅体现在日常生活用品的购置上，父子情感沟通交流较少，老人与儿子之间无法建立较为紧密的亲子联系，很难从儿子那里获得相应的情感慰藉。

典型个案二：家是孤独的，也是熟悉的

一、个案叙事概要

1.基本情况：失能老人N20，女性，75岁，中度失能，退休前为外地某家私企职工，因身体原因提前办理了病退，现住在北京城区某街道。患有高血压、糖尿病及冠心病。因失明、头痛导致失能，已经行动不便5年多。平日以卧床休息或者在卧室活动为主，需要依靠辅具行动，可以与他人清晰地进行沟通交流。陪伴访谈者是老人所居住楼道的楼长。老人有1个儿子，目前和儿子一家人居住在一起。平日老人的照护者以儿子为主，老伴儿已去世。

2.医疗服务：老人目前享有城镇低保救助，因为老人此前是在河北省某私企工作，年轻的时候因生病办理了病退，所以也没有其他的医疗保险。老人最近几年才来北京，与儿子一家居住，有自己签约的家庭医生，家庭医生会定期上门为其量血压、测血糖。老人还希望家庭医生能上门帮忙输液（特别是秋冬换季的时候，想输营养液），但现在家庭医生没有提供这项服务。老人感觉没有享受到其他的家庭医生签约服务，认为目前的签约服务内容一般，几乎没有为她解决实际问题。

3.日常生活：老人和唯一的儿子一家居住在一起，儿子有一个女儿，孙女今年刚刚上大学，不住在家里了，所以家中常住人口就是老人和其儿子、儿媳妇。老人认为日常生活中最大的问题就是吃饭问题，自己是糖尿病患者，而且年事已高，吃饭和年轻人吃不到一块儿，所以平时需要儿子帮忙做饭。老人希望社区能够提供特殊的送饭服务，特别是对糖尿病患者等有特殊饮食需求的病人。因为老人退休之前和儿子一家人并没有生活在一起，在孙女年幼时也很少帮忙照看，所以老人和儿子、孙女的关系一般，特别是孙女，现在还不太懂事，所以自己会尽量和儿子一家保持距离。平时老人考虑到自己的饮食开销，会给儿子一些买菜费。在生活方面，日常需要洗澡或者打扫卫生，老人会通过社区联系老年驿站的服务人员上门服务。老人希望居家养老，因为居家养老让自己感觉到舒服，起码是在自己家里。特别是自己有视力障碍，家里的环境自己熟悉，所以希望能够一直在家养老。老人曾经也了解过养老院，并且在家中换修管道的时候，短期入住过养老院。养老院的服务很好，但是费用很贵，而且自己比较爱干净，所以和其他陌生的老人同住的时候，要保持良好和谐的人际关系有点困难。老人自称，自己总想说教别人，希望同住者能像自己一样保持干净卫生的环境。最重要的一方面是老人觉得自己的养老金无法负担令人满意的养老院服务费用，而且自己不愿意让儿子一家人承担过多的养老经济压力，所以老人更愿意在家养老。

4.社会支持：老人表示目前和邻居关系挺好的，邻居经常会关照自己，帮自己买菜，特别是在儿子一家人不在家的时候，平时的超市采买都是邻居楼长负责（当天的访谈也是邻居楼长陪同进行的）。老人平时很少接触志愿者，不知道社区志愿者服务开展状况，认为老年驿站的服务基本能够涵盖自己的大部分需求。因为自己失明、行动不便，所以家中来志愿者可能也不方便。特别是志愿者群体可能会具有较大的流动性，还没熟悉起来可能就会换人来帮扶，老人认为这种服务不具有持续性，而且会让自己觉得不够安全。老人认为居委会应该承担大部分的社会照护职责。老人对目前总体情况比较满意，特别是在自己不知道失能老人相关补贴政策的时候，是居委会进行了相关的政策宣传，并且协助自己向区民政局申领了补贴，还定期派人来问候。如果居委会能够组织固定帮扶的志愿者，自己还是愿意申请的，因为自己在家里一个人其实心里很闷，没有人陪伴聊天，有固定的志愿者可以当朋友，在一起聊聊天就最好了。

5.政府帮扶：老人比较满意政府现在针对失能老人开展的养老帮扶政策，但是因为疫情原因，老年驿站的很多服务开展存在困难，服务范围也无法覆盖很多需求，而且服务费用也比较贵。老人希望政府能够拓宽失能补贴的使用服务范围，对服务收费进行合理的定价和监督管理。

6.责任分担：老人认为在居家照护责任的分担中，政府应承担2分责任、家庭医生承担2分责任、家庭成员承担1分责任、社会承担2分责任、个人承担3分责任。老人认为自己应该承担较多责任的理由是，自己现在还能做一些事情，应该自己对自己负责。儿子一家都有他们自己的生活，老人不希望自己过多地打扰儿子一家人的生活节奏，所以不希望儿子负担太多。

二、需求综合分析

1.日常照料需求：老人因存在视力障碍，日常生活主要需要儿子帮忙，老人希望社区老年驿站能够为其提供送餐、助浴及打扫卫生等日常生活照料服务。老人认为个人还是应该承担一定的自我管理和照护责任。

2.养老服务需求：老人失去老伴儿，无老伴儿照护，但她因性格和经济等原因，不愿意入住养老院，故选择与儿子同住，希望居家养老。

3.医疗服务需求：老人拥有自己的签约家庭医生，但对其服务不太满意，希望家庭医生能够为其提供上门输液服务，但目前因上门输液存在一定的风险问题，家庭医生无法满足其入户输液的服务需求。

4.心理慰藉需求：老人与儿子之间情感较为疏离，也因长期没有爱人的陪伴，情感慰藉很难得到满足。日常生活较为孤独苦闷，对志愿者的聊天服务存在一定的期待，希望能与社区志愿者建立固定的沟通联系，以满足其一定的人际交往需求。

典型个案三：尽心尽力的儿女，无怨无悔的陪伴

一、个案叙事概要

1.基本情况：失能老人N21，男性，92岁，重度失能，患有帕金森症，已经行动不便17年，现居住在北京城区某街道。老人无法离开他人，自己无法如厕大小便，存在吞咽困难。老人几乎难以与外人沟通交流，需要依靠家人来传达老人的想法和意愿。老人有1个儿子和1个女儿，目前主要照护人是自己的儿子，和儿子一家人居住在一起，陪伴访谈者是其儿子。

2.医疗服务：老人和儿子一家是所在城区的老住户，也是最早签约家庭医生的住户。老人和自己的家庭医生关系处得很好，提及住地附近的社区卫生服务站时，老人如数家珍，几乎能说出站内每个医生和护士的名字。老人的儿子说，在父亲失能的十几年里，幸亏有离家这么近的社区卫生服务站，无论是从健康监测还是日常的医疗照顾上，社区卫生服务站都提供了很多方便，也正是因为有这么一家社区卫生服务站，自己才有底气不把父亲送去养老院，他认为在家自己提供好生活服务，周边的社区卫生服务站能辅助自己提供医疗服务，可以照顾好老父亲。签约

的家庭医生一个月至少会上门一次，每次来20分钟左右，测血压和血糖，还会提供电话咨询服务。现阶段因为新冠病毒感染原因，家庭医生上门频率减少了，但是有事情还是可以随时联系家庭医生的。

3.日常生活：老人的妻子已去世多年，老人常年居住在儿子家中，家庭关系和睦。女儿每周也会来照顾老人1~2天。老人现在离不开他人的照护，前几年身体状况好一点的时候，可以自己独立干一些事，家里人压力也不太大。现在面临的主要困难是，儿女年纪也都大了，而且儿女都有了孙子辈，儿媳妇去帮忙照看孙子了，平日里就是儿子守着老人24小时地连轴照顾。儿子的照护压力大，而且自身也有高血压等基础疾病。但是，儿女没有怨言，他们认为照顾老人养老是子女们应该做的事情，也不希望麻烦社区太多，他们在力所能及的范围内照顾好老父亲。之前儿女两家人协商过，也一起花钱雇过一段时间保姆。但是，他们觉得保姆照顾老人不是很尽心，而且雇用保姆的费用还很高，不如自己家人照护放心，所以，后来就没有再雇过保姆。

4.社会支持：家人认为居委会以及其他社会团体，目前在家庭照护中的参与度不高。他们表示需要社会团体的参与，但是现在的社会团体功能发挥得不够完善。如果有可能的话，希望社会团体提供辅助照护，发挥辅助帮扶功能就可以了。他们坚持认为照顾老人，本身就是儿女应该做的。社区日间照料中心或者养老院很难像家人一样满足老人的养老需求，也很难做到像家人一样提供贴心的照护服务。特别是如今老人年纪大了，脾气也比较古怪，即使是家人照顾，还是会产生一些不满情绪。所以，家人不希望社会团体过多地参与老人的居家照护，希望给予有限的外部帮扶即可。比如说，有相关的养老政策、医疗照护政策等可以及时告知。

5.政府帮扶：老人家庭经济情况较好，家人能够给老人提供较好的居家养老环境，已经在自己家中购置了吸氧和雾化治疗的装备。他们认为政府只要持续地制定并推动居家养老的相关政策，健全相关的服务体系，有利于发挥家庭职能就可以了。

6.责任分担：家人认为政府作为政策顶层设计的职能部门，应当承担2分的责任，家庭医生承担1分的责任，家庭承担7分的责任。老人是因为年事已高且失能多年，实在没有能力承担自我健康管理责任，而社会分担居家养老责任目前仍面临多重问题，因此，家人认为养老最主要的还是家庭问题，社会只是补充功能，没有特定的职责和义务。

二、需求综合分析

1.日常照料需求：老人的家庭成员中儿子承担主要照料任务，家庭经济状况尚可。儿子也患有慢性病，感到照顾压力较大，但无怨言，愿意积极承担家庭照护责任，也认为家庭成员应该承担老人最主要的照护责任。

2.养老服务需求：老人与儿子同住，子女不愿意让老人入住养老院，希望居家养老，但对保姆的照顾不放心。

3.医疗服务需求：拥有自己的签约家庭医生，可以较为方便地为老人提供上门服务，老人与家庭医生之间关系熟悉且信任。子女在家中为老人购置了相应的吸氧和雾化治疗的设备，以备不时之需。

4.心理慰藉需求：老人因言语沟通交流障碍，无法准确表达自己的情感诉求，但子女在日常生活照顾中，还是会尽心尽力对老人表现出应有的关爱。

典型个案四：居家养老下不堪重负的两代人

一、个案叙事概要

1.基本情况：失能老人N23，男性，70岁，重度失能。10年前因骑电瓶车摔倒，导致脑外伤后失能。目前无法自主走路，而且大小便失禁，语言功能也基本丧失。陪伴访谈者是老人的妻子。

2.医疗服务：据老人的妻子介绍，老人刚摔伤的初期，曾在一家康复医院做过一段时间的康复治疗，有一定的效果，但是因为康复费用实在太贵了，后来就没有持续进行康复治疗。现在老人的身体状况比较差，自己无法独立做简单的事情，必须得有人守着照顾，甚至就像植物人似的。家人认为老人之前对于康复医疗服务的需求特别强烈，之前坚持做康复训练基本上能够扶着栏杆走路了。后来因为疫情，不方便出门了，现在只能是卧床，无法自己行走了。另外，之前做康复治疗的医院离家也比较远，离家近的社区卫生服务站没有康复医疗服务，所以每次做康复训练都要去比较远的医院，家人带老人出行存在很大的困难。希望基层医疗卫生服务机构能够提供康复服务，因为康复服务可以有效延缓老人的疾病进程。希望家庭医生签约服务可以更多地提供上门服务，因为老人妻子的年龄也很大了，很难独立地将失能的老伴儿抱到轮椅上再推到社区卫生服务站去看病。自从疫情开始后，现在家庭医生对老人来说，主要的服务功能是用药咨询。一般都是老人出现状况之后，由家人来社区卫生服务中心咨询大夫。如果实在有问题，再请家庭医生上门去。家人希望家庭医生能够每周上门巡诊一次，因为担心自己的医疗知识匮乏，很难准确地判断出老人身体状况并及时联系家庭医生，因此希望家庭医生能够更好地对接病患，提供上门巡诊服务。

3.日常生活：平时在家只有老人的妻子照护老人，两人育有一个女儿。女儿自从老父亲摔伤失能之后，总会抽时间回家帮忙照护。但是，这给女儿的生活也带来了很多的困扰，女儿因为长期频繁地回家，爱人对此事很有意见，已经跟她离婚了。老人妻子认为是老伴儿失能生病导致女儿家庭破裂。家里现在住的房子很小，一共只有14平方米，离异的女儿回来后只能住在家中的阁楼里，女儿白天上班，晚上回家帮忙照顾失能的父亲。老母亲自己也觉得精力有限，但是家中实在没有别人能够帮忙，女儿工作也很辛苦，所以尽量还是自己能多做的就多做点，想借此来减轻女儿的负担。目前只能选择居家养老，因为老人在脑损伤之后脾气变得很古怪，经常会打人，所以也不方便送去养老院或是日间照料中心。家人认为鉴于老人目前的精神状态和身体状况，更需要的是一家人悉心的陪伴。

4.社会支持：老人的妻子感觉家庭照护负担很重，希望有他人来帮忙，但是没有想到合理的解决方案；一方面，目前居住的地方实在太小了，即使是雇用保姆，也没有多余的地方可以住；另一方面，老人失能是由于脑损伤造成的，此前医院给老人做了脑修补手术后，老人的意识有时清醒有时糊涂，由于脾气古怪经常会打人，特别是当他不熟悉的人接近他的时候。所以，在这种情况下也不方便请别人来帮忙。居委会之前帮忙申请购置了免费的医用活动床，家人已经觉得居委会很不容易了。其次，家人提出希望居委会能够管理好街道的秩序，因为街道里经常会发生车辆拥堵的情况，导致带老人出门就医时出行不方便。

5.政府帮扶：希望疫情之后政府能够继续发展社区养老驿站的服务，让人上门适当地帮助给老人洗澡、剃头、活动、按摩等。希望政府能够给予更多的经济补贴，目前一家人生活得比较艰难，没有能力给老人提供良好的养老条件。

6.责任分担：家人认为在居家照护责任分担中，政府应当承担2分责任，家庭医生承担1分责任，家庭成员承担7分责任。社会和老人不承担责任。家人认为老人无法承担责任的理由是，老人现在精神状态时而清醒时而糊涂，已经不具备承担自我健康管理责任的能力了。家人认为社会不承担责任，因为社会团体只能起到友善的帮扶作用，因此不应该是责任主体。认为家人应该承担最多的责任，因为这是他们目前家庭的现状，也是因为出于亲情关系，家人是首要的责任人。老人的妻子在访谈中数次流泪，哽咽地提道，自己作为主要照护人，和女儿十余年来因为照护老人都感到生活压力很大，心里也很抑郁，特别是女儿为照护失能的父亲而导致自己的家庭婚姻破裂。她们很希望能够通过完善居家养老的系统服务，改善老人的生活状态，也减轻家人的照护压力。

二、需求综合分析

1.日常照料需求：老人主要由其妻子照料，但妻子因身体和年龄原因，感觉照护负担过重。目前只能由唯一的女儿协助进行照料，但也给女儿的家庭生活造成了一定困扰。但还是认为家庭成员应该承担绝大多数的照护责任。

2.养老服务需求：由于老人脾气古怪，经常打人，家人不愿意让老人入住养老院，再加上家庭经济原因，只能选择居家养老。但是，家人迫切希望社区养老驿站能够为老人提供一些助老服务。

3.医疗服务需求：老人拥有自己的签约家庭医生，有强烈的康复医疗服务需求，但因老人行走不便，故希望家庭医生可以多提供上门服务。

4.心理慰藉需求：老人很难控制自己的情绪，时有打人现象发生，导致家庭照护者对其存在较多的怨言，照护者的情绪长年受老人影响，也表现得较为低落甚至有一定的抑郁倾向，日常生活中无精力也无心情给老人提供心理慰藉服务。

典型个案五：当身边无子，唯有老伴儿可依

一、个案叙事概要

1.基本情况：失能老人N41，女性，66岁，家住京郊农村，因腰椎间盘突出和外力损伤导致行动不便，重度失能，已经行动不便8年多。同时患有高血压和糖尿病等多种慢性病。主要照护人是其老伴儿，育有一女，会经常回家帮忙照护老人。老人基本可以清晰地表达个人想法，陪伴访谈者是老人的丈夫。

2.医疗服务：老人有自己签约的家庭医生，但是感觉和家庭医生并不

是很熟，家庭医生是乡镇卫生院的，提供最多的家庭医生服务就是每季度会来村里一次，组织给村民进行定期的身体检查。需要医疗服务的时候，更多的还是去找村里的乡村医生。因为老人腿脚不方便，而且家庭医生及其所在的乡镇卫生院距离家里路程较远，所以找村医要更方便一些。对于目前的医疗服务不是很满意，老人有强烈的康复服务需求，但是却没有康复医师可以为她开展服务。村医所在的卫生室没有纳入医保定点机构，平时请村医来帮忙，需要单独付费给村医。因此，老人迫切地希望村卫生室可以纳入医保报销范围内。

3.日常生活：老伴儿年龄也已经68岁了，自身也有些腿脚不方便，所以日常提供照护服务有一定的困难。尽管如此，他们还是愿意老两口自己单独居住，一是因为多年长期和老伴儿生活在一起，觉得生活状态比较熟悉又舒服；二是因为两人仅育有一个女儿，传统观念里仍认为"嫁出去的女儿，泼出去的水"，自己不想给女儿太大的养老压力。选择居家养老是因为不具备经济能力去养老院，养老院的收费标准太高，而夫妻二人都是农民，没有固定的收入来源。住在自己熟悉的家里养老，尤其是和村子里的朋友和亲戚都很熟，大家还会经常来串门，时常来帮衬一下，老人对于目前的养老生活还是比较满意的。

4.社会支持：老人认为村子里面人比较团结，因为自己在村里生活了一辈子，而且自己没什么收入，又只育有一个女儿，养老没有保障，所以村委会还是很照顾自己的，将自己家庭认定为低保家庭，可以固定领取国家的低保补贴，村委会还会再给点额外的补助。老人愿意接受志愿者服务，但是村里目前没有。不过老人认为，村里更多的是人情关系，而且自己有不少的亲戚朋友住在这里，本身也可以互相帮扶，其实和志愿者服务效果是一样的，如果村里有志愿者组织，能开展志愿服务，自己也很愿意接受。

5.政府帮扶：希望政府可以提高经济补贴标准，对于困难的家庭可以多给予一些补助，改善生活质量。希望可以把村卫生室的医疗服务纳入医保定点医疗机构中，这样就不用再支付额外的钱给乡村医生。希望可以优化农村急救流程，确保在遇到紧急情况下拨打120之后，救护车可以及时到达。此前有过呼叫救护车的经历，家人拨打120急救电话，20多分钟之后，救护车才来，这件事让老人心里很后怕。

6.责任分担：在居家照护责任中，老人认为政府应当承担1分责任，家庭医生承担2分责任，家庭成员承担4分责任，社会承担2分责任，老人自己承担1分责任。老人因为身体机能衰退等多方面的限制，所以目前能做的也只是配合家人、遵医嘱吃药等，可以自主承担的责任及范围十分有限。

二、需求综合分析

1.日常照料需求：老人主要由其老伴儿照料，但老伴儿腿脚行走不便，存在一定的照顾难度。村委会和邻居有时会提供一些生活上的帮扶。老人认为家庭成员应该承担主要的照护责任。

2.养老服务需求：家庭经济困难，没有固定收入，没有养老保障，只能居家养老，老人自己也不愿意入住养老院。希望村内有志愿者可以参与提供助老服务。

3.医疗服务需求：老人拥有自己签约的家庭医生，但与家庭医生之间联系不够紧密，家庭医生主要是对其进行每季度一次的入村体检服务。老人其他多数情况下的医疗卫生服务主要是寻求村医帮忙解决，希望村卫生室能够纳入医保报销范围内。老人有强烈的康复医疗服务需求，但村内无康复医师。同时老人希望完善农村急救医疗服务体系建设，确保在村里可以方便快捷地获得急救医疗服务。

4.心理慰藉需求：老伴儿长期陪伴左右，老人对于目前的生活状态较为认可，积极配合老伴儿的日常照料，与其他村民相处较为融洽，没有表达出明显的情感困惑或心理慰藉诉求。

典型个案六：多子多福中，女儿独挑大梁

一、个案叙事概要

1.基本情况：失能老人N50，男性，81岁，因心脏房颤和主动脉瘤导致失能，失能时长1年，为中度失能。患者可以依靠辅具在家中自行挪步，基本可以自己独立进食。育有1个儿子和3个女儿，主要照护人是其大女儿，老人偶尔一两个月会去别的子女家住，目前长期居住在大女儿家，陪伴访谈者是老人的大女儿。

2.医疗服务：老人有自己签约的家庭医生，家庭医生会提供上门巡诊、短信推送、电话咨询和老年体检等服务。家人认为签约家庭医生很好，可以节约更多的医疗资源，如果老人身体状况有小问题，可以及时通过家庭医生获得咨询和医疗服务，不用去大医院。希望社区卫生服务机构能够更加完善地发展家庭医生服务，包括扩大服务范围，增加固定的服务频次等。除此之外，老人的家人还提道，社区卫生服务机构的设备配备很有限，很多检查都做不了，希望能够增设基础的检查设备，满足辖区内很多老人的健康体检需求。

3.日常生活：尽管其他子女会经常来家中照看老人，但是日常的照护服务主要是由老人的大女儿一人承担，所以，大女儿比较辛苦。但是，他们考虑到老父亲的年龄很大了，如果频繁地更换生活环境，老人也会不适应，日常生活会很不方便，所以还是主要由大女儿一人照护。大女儿提道，兄弟姐妹之间比较和睦，而且因为自己是大姐，退休也比较早，所以相比较其他的兄弟姐妹来说，自己会有更多的时间来照护老父亲。父亲目前主要住在自己家，也是一家人商议后的结果，尽管其他兄弟姐妹不和老父亲住在一起，但是会经常来家里帮忙，而且每次来都会给老人买食物或者买药，大家都很尽心尽力地照顾老人。老人自己也希望在家养老，虽然家里有入住养老机构的经济实力，但是去养老机构的话，

家人探视不方便，并且也担心机构的养老护理员没有自己家人照护得尽心。所以，认为还是居家养老比较好。家人的陪伴会给老人营造比较舒适的养老环境，如果没有家人在身边，老人年纪大了可能会胡思乱想，产生焦虑的情绪，这些都不利于身体健康。家人认为，家庭成员的陪伴可以解决老人的心理问题，不需要专业的心理咨询师的介入，老人年纪大了，与人交流也有一定的障碍，而且没有心理干预的意愿和诉求。

4.社会支持：家庭和居委会及社区工作人员联系得不太紧密，不知道社区是否开展志愿者服务。但是认为应该开展，希望可以由有爱心、有一定专业技能的人组成志愿者服务队，对社区内的特定人群开展志愿服务。他们家庭也很愿意接受这样的志愿服务，但希望有更需要的家庭可以优先享有志愿服务，因为自己家庭是多子女家庭，相对来说养老压力不是特别大。

5.政府帮扶：希望多多关注老年人的实际养老需求，比如说要在社区内增设养老驿站。之前很多次预约养老驿站的服务，等待时间都很长，是因为周围社区入住的老年人很多，大家对养老驿站的服务需求很高，所以每次大家需要服务的时候都会扎堆预约，经常是要提前好几天预约才行，否则就需要长时间地等待。还是希望政府能够关注失能老人的居家养老硬件条件，及时开展适老化设备改造等。比如说上厕所需要防滑的扶手、铺设防滑的瓷砖等。

6.责任分担：老人认为在居家照护责任分担中，政府应当承担1分的居家照护责任，家庭医生团队承担2分责任，家庭成员承担5分责任，社会承担1分责任，老年人自身承担1分责任。老人提道，选择居家养老，其核心肯定就是自己和家人，但是由于个人身体状态受限，所以就只能是更多地配合家人，调整自己的心理状态，由家人承担大部分的照护责任。

二、需求综合分析

1.日常照料需求：老人生活在多子女家庭，日常主要由大女儿照顾，其他子女也会提供物质和经济赡养资助。老人认为家庭成员应该承担主要照护责任。

2.养老服务需求：老人家庭经济状况尚可，处于多子女家庭，感觉养老压力不是太大。老人愿意居家养老，不愿意入住养老机构。希望社区内增设养老驿站，同时希望有社区志愿者参与服务，期待政府能够对其所在的家庭环境进行适老化改造。

3.医疗服务需求：拥有自己签约的家庭医生，家庭医生可以提供上门巡诊、电话随访、常规体检等服务，对家庭医生的服务较为满意，希望社区卫生服务机构增加相应的医疗设备，改善硬件设施。

4.心理慰藉需求：多子女家庭成员之间相处和睦，轮流对老人进行陪伴和沟通交流，可以满足老人日常生活中的情感慰藉需求。

典型个案七：寸步不离的老伴儿

一、个案叙事概要

1.基本情况：失能老人N52，男性，68岁，因高血压导致脑血栓，进而卧病在床，重度失能，现已行动不便10年多。育有2个女儿，老伴儿尚健在，主要的照护人是其老伴儿。老人可时断时续地表达其个人想法，陪伴访谈者是其老伴儿。

2.医疗服务：老人有自己签约的家庭医生，家庭医生也会经常向老人的家人询问其身体情况，并且提供身体检查服务。但是，老人自己不太愿意麻烦家庭医生，认为家庭医生更多的还是提供咨询服务，或者说是了解一下老人用药的近况。如果有其他的医疗问题，老人还是会选择就近去医院就诊，感觉这样才不会延误治疗。

3.日常生活：主要照护人是老人的妻子，两个女儿住得不是很远，有空也会过来帮忙照护，但是，女儿们目前都在工作，而且都有自己的小家庭。两个外孙子也都还在上学。所以，老人还是选择老两口独居，老伴儿承担主要的照护职责。老伴儿如果忙不过来的时候，就会临时雇用一个保姆过来帮忙。一般雇用的也是小时工，因为失能老人的身边离不开人，所以老伴儿抽不开身，但是有时候会需要出门取药，所以需要雇用临时保姆来帮忙。目前面临的养老困难是老伴儿的年龄也比较大了，自身也有糖尿病等基础疾病，总是吃药还经常失眠，所以提供照护服务压力很大。但是，老人习惯了有老伴儿的照护，觉得离不开她，如果临时保姆来照看的时候，会感到十分不适应，甚至会哭（其间老伴儿说，好几次因为她临时离开，回家后看到老人在偷偷哭泣，觉得他像一个老小孩儿，自己很于心不忍，觉得再累也得照护好他）。老人自己不愿意离开老伴儿去养老院，而且老人的妻子也舍不得送老人去养老院，家人还会担心养老院提供的照护服务不够周到，不能够全面细心地了解老人的身体状况。老伴儿还提道，自己偷偷私下了解过一些看起来不错的养老院，但是费用很高，如果两个人计划一起入住，老两口是没有能力负担的，但是他们也不好意思让女儿们负担养老院的费用。因为女儿们的孩子还都在上学，正是需要用钱的时候。

4.社会支持：居委会有时候会过来慰问一下，有时候送一些小礼品，比如说可以用来测量心率或者血压的老年腕表。也曾经有志愿者来问是否需要帮忙，但是老人认为自己家庭不需要。因为志愿者都是临时的，不能长期帮忙，万一有什么紧急的事情，志愿者不一定会过来。除此之外，邻居偶尔也会来，陪老伴儿聊聊天，来家里坐坐，老人感觉还是很温暖的。老人的家庭成员希望可以有固定的志愿者来家里帮忙，比如说住在附近的邻居。除了长期固定，老人对志愿者没有其他的要求，也不需要有专业技能，就是希望能辅助老伴儿，减轻老伴儿的照护压力。希望能像别的社区一样，可以提供小饭桌服务。老人现在几乎离不开他人，老伴儿就连抽空去做个饭都很难实现，因此，希望能向别的社区学习，给老年人做做饭。自己家庭也愿意支付一定的费用来购买一日三餐，就是希望饭菜干净、卫生，适合老年人吃。

5.政府帮扶：老人和其家人认为失能老人居家养老越来越成为一个群体性的事情，而不是单独一个家庭存在的问题。因此，需要政府能够给予更多的倾斜和帮扶政策，这些政策不仅仅是要体现在提高经济补贴上，更是要了解失能老人的养老需求、推进配套的服务上。比如说要建立社区的老年食堂（老人此前提到的，因为老伴儿照护压力大，没有精力做饭，但是又担心市面上的饭店不够安全、干净，因此，希望社区有专门的老年食堂）。老人认为政府还应该要均衡配置医疗资源，老人平时和家庭医生联系少，也是认为家庭医生的定位主要就是咨询健康问题，无法给予医疗急救和及时处置，所以在遇到紧急问题的时候还是需要去医院挂号，这样很辛苦。因此，老人希望政府能够协调辖区内的医疗资源。

6.责任分担：老人及其家人认为在居家照护责任中，政府应当承担1分责任，家庭医生承担1分责任，家庭成员承担6分责任，社会承担2分责任。对于失能老人来说，他们情绪多变，而且没有办法生活自理，所以无法承担自身的健康管理责任。

二、需求综合分析

1.日常照料需求：老人主要由其爱人照料，对爱人已形成过度依赖的心理，但爱人患有糖尿病及其他疾病，感觉自身照护负担过重。老人认为家庭成员应该承担最主要的照护责任。

2.养老服务需求：老人不愿意入住养老院，只信赖其爱人，无法接触保姆或者其他陌生人，所以只能选择居家养老。希望政府对于失能老人群体给予高度关注和政策倾斜，迫切期待社区内有养老驿站可以为老人提供送餐服务。

3.医疗服务需求：老人拥有自己的签约家庭医生，家庭医生可提供健康咨询、用药指导等服务，但老人与家庭医生联系不够紧密。老人更希望患病时能够得到及时专业有效的医疗救治服务。期待政府可以合理配置辖区内的医疗卫生资源，尤其是完善医疗急救服务体系。

4.心理慰藉需求：老人与爱人时刻相伴，不愿与其他人接触，也无法与他人建立联系，爱人成为他生活中不可或缺的情感支柱，也是他唯一的心理慰藉来源。

第三节　失能老人及其家庭照护者双向视角下的照护困境

为了客观且深入地了解失能老人居家照护的现实困境，本研究从失能老人自身及其家庭照护者的双向视角，分层分析两类主体对于失能老人居家照护的真实看法与利益诉求，探寻失能老人居家照护模式下的困境成因及纾解对策。

一、失能老人的家庭照护者的角色分布

在本次实地调研的118位失能老人家庭中，平均拥有子女数为2.56±1.44个。三分之一以上的失能老人目前的主要照护者为其配偶（42人，占35.6%）。在个人深度访谈中，多数失能老人表示，选择由老伴儿作为照顾者的主要原因如下：①子女工作繁忙，只能由老伴儿进行照护（31/118）。如访谈中失能老人N16表示："我的儿子和女儿，他们都还没有退休，他们还需要照顾自己的孙子孙女，也要忙于自己家的家务。"②与老伴儿一起生活，感觉更加舒适（11/118）。访谈中失能老人N5认为："我的老伴儿身体状况挺好的，有能力照顾我，而且老伴儿照顾也会让我觉得更加舒服贴心。"研究提示，在失能老人的日常居家生活和照顾中，他

们的配偶发挥了不可或缺的作用。虽然其伴侣多数业已迈入老年，但是，他们在日常生活中却责无旁贷地承担起照护其失能老伴儿的重担，繁重的体力劳动致使照护者自身的健康状况堪忧。

本研究针对失能老人的个人深入访谈结果显示，在有儿子的失能老人家庭中，主要照护者多为其儿子或者儿媳妇，或者是失能老人选择搬到儿子家中与其小家庭成员共同居住，由儿子自己或者雇用保姆对老人进行照护（37/118）。在实地访谈中，很少有失能老人表示会愿意住到自己的女儿、女婿家中或与其长期生活居住。对此现象，究其原因，失能老人的反映主要涉及儿女的赡养职责仍然有别：①失能老人认为儿子理应承担照护职责（27/118）。如访谈中失能老人N42反映："我认为在中国，还是养儿防老，儿子给我养老，那是天经地义的事情。"②失能老人认为女儿出嫁后终究还是别人家的人。如访谈中失能老人N23认为："嫁出去的女儿，是泼出去的水，我还是不好意思让女儿来照顾我，尽管让儿媳妇照顾，我也还是有很多顾虑的。"本研究提示，在中国当前的社会文化背景下，失能老人多数仍受传统文化的较大影响，"养儿防老"的观念根深蒂固。在他们看来，儿子才是家族血脉根系的主要后继者。因此，他们认为当自己年迈失能后，理应由其儿子或者儿媳妇来承担照护老人的主要责任，或者入住儿子家中，由其雇用他人来对自己进行照顾。而对于已经出嫁的女儿，失能老人在内心深处或多或少地已将其视为外人，不愿意将照护自己的重担转嫁于她，更不愿意搬到女儿家中让自己过上寄人篱下的晚年生活。鉴于此类传统观念的影响，致使失能老人的照护主体可供选择的范围更加受限，在其儿子无力承担或者本身并未育有儿子的情况下，失能老人更会陷入无人照护、老无所依的生存困境。

二、失能老人家庭成员的照护责任分担现状

针对失能老人居家照护中的家庭成员责任分担问题，在本次实地调研的118位失能老人中，绝大多数表示目前没有在家庭成员之间进行明确的职责划分（97/118）。如实地访谈中失能老人N71反映道："一家人嘛，就不用分得太清楚啦，子女们谁有时间，谁有精力，就多来照顾照顾我；谁家里经济状况好一些，就多贴补点我的生活用度。我们家庭关系嘛，目前还是很和谐的。"子女间的轮流照护或者不定期地给予失能老人照护经费补贴，虽然没有在其间进行明确的责任分担划分，但成年子女们在无形中已渐渐形成自觉的责任认同。这种约定俗成的照护分工及家人之间的相处模式，在现实生活中由于没有形成一定意义上的约束机制，有时子女间也会因琐事突然引发一些矛盾或纠纷。

本研究在个人深入访谈中发现，多子女家庭对于失能老人，仍存在照护责任分担不均的情况，日常因照护问题容易引发家庭内部矛盾。仅有少数家庭表示，目前对失能老人的照护责任，在家庭成员间进行了较为明确的职责划分（21/118），主要体现在经济费用和照护任务的各自承担等方面：①分担经济支出职责和照护职责（15/118）。实地访谈中失能老人N51认为："我们家里子女多，也都各自有事情要忙，我们家选择的方式是，由不承担照护任务的二女儿和小女儿，每个月向主要承担照顾任务的大女儿，支付一定的照护补贴费用。"②老人轮流入住多子女家庭（6/118）。实地访谈中失能老人N91表示："我有4个子女，我一年在每个子女家里轮流住3个月，这样的话，谁都能够对我尽孝。"本研究提示，在多子女家庭中，进行适度的责任划分，根据不同子女的家庭经济状况和家庭人员构成情况，分别让其承担失能老人居家照护中的经济支出责任或日常生活起居照料责任，有利于让每位子女充分意识到自己的角色

功能，发挥各自角色的最佳作用，可以分别选择不同的方式，尽到为人子女者的赡养义务，这种家庭内部血缘至亲间的互助互惠的协作机制，有利于维持家庭关系的长期和睦。

国内学者熊吉峰研究认为，在理论上，"多子多福"，子女越多，老人照护者获得支持的可能性越大。但实际上，子女大都忙于自己的家庭生计，常常无法对照护者进行有效的帮助与支持，现在能够给予老年人有效支持的子女并不多见[①]。在现实生活中，拥有多子女的家庭，也并不一定就意味着其所在家庭的失能老人的生存质量就会更好。本研究在进行失能老人入户实地随访中发现，部分多子女家庭的成员在照护失能老人的过程中，反而会存在一定的责任推诿现象，甚至导致家庭内部或者家族成员之间长期私下埋怨或公开纷争不断，破坏了家庭本应存在的温馨融洽的亲情氛围，让本已情绪低落的失能老人更加感到生活的无助和无望。

三、失能老人对于由同一家庭照护者进行持续照护的意愿

本次实地调研发现，绝大多数失能老人表示，希望能够长期稳定地由同一位照护者对其进行居家照护（100/118）。问及原因，主要包括在长期接触中对于照护者的熟悉了解、彼此适应、便于交流等：①熟悉失能老人健康状况的长期照护者，进行连续性照顾（21/118）。在个人深入访谈中，失能老人N50认为："还是希望能够固定由一个人来照护我，因为与我一起生活很长时间的人，我会觉得很亲切。"访谈中失能老人N85表示："我认为长期稳定地由一个人照顾更好，定期更换的话，对老人身体健康没好处。"②有利于满足失能老人的情感需求（19/118）。③便于

---

① 熊吉峰.在生计与照护之间：农村失能老人家庭照护者的社会支持研究［M］.北京：中国社会科学出版社，2019：153.

适应失能老人的特殊生活习惯（10/118）。在个人深入访谈中，失能老人N20认为："由一个人固定来照顾会更好些，因为每个人都有自己的生活习惯，中途更换的话，我还是会需要很长的适应期。"④所在家庭内没有合适的人员可以进行更换（60/118）。在个人深入访谈中，失能老人N43的儿媳妇反映："我们家里也只能是维持现状，老太太现在只认识我一个人，别人碰她的话，她会生气的，会暴怒。"失能老人N46表示："我家里只有一个儿子，没有别人可以来帮忙。"本研究提示，对于失能老人而言，他们绝大多数希望由同一名照顾者对其进行长期居家照护，因为这样有利于建立持续稳固的照护者与被照护者之间的人际互动和信任关系，有助于保持失能老人的情绪稳定和心情舒畅，也有利于维护失能老人的晚年生活质量。

但是，在本次实地调研中也发现，仍有少数失能老人希望能够定期更换其照护者（18/118）。究其原因，主要是考虑到长期的照护压力及家庭成员之间的责任分担等问题：①单一照护者的压力大（7/118）。在个人深入访谈中，失能老人N64反映道："我认为还是定期轮换着照护比较好，子女们照顾我，大家压力都太大。"②家庭成员之间分担照护责任较为公平（9/118）。在个人深入访谈中，失能老人N36表示："对于多子女家庭，这样安排没有争议，而且轮流照护比较方便。"③保姆的流动性较大（2/118）。在个人深入访谈中，失能老人N67表示："保姆有时要回家，需要经常更换。保姆也有自己的家庭，不能把她总是拴在我家里。"研究提示，对于多子女家庭而言，轮流照护失能老人，这样会促使家庭成员之间的照护责任和任务分配更加公平。如此这般，也可以让不同的子女分摊照护压力，以及各自分别获得适当的喘息之机，同时也能体会到他人照护的艰辛程度，从而真正达到感同身受，实现情感共鸣。

四、失能老人家庭照护者的日常居家照护困境

关于在日常照护失能老人的过程中究竟存在哪些现实困境，本研究在现场调研时，由失能老人的家庭照护者和失能老人共同作答，以起到相互印证或相互补充的效果。实地访谈的失能老人及其家庭照护者提及，照护失能老人存在的困境主要包括照护者长期体力透支、经济负担过重及心理压力较大，以及不同家庭成员之间的照护责任分担不均等问题[①]：①照护者个人力不从心，难以承担繁重的照护任务（92/118）。在个人深入访谈中，失能老人N3反映道："我们家目前面临的最主要的问题就是，我老伴儿岁数也太大了，有可能在照护我的过程中，会照护得不是很周到或者不是很细致，比如我身体行动不便，他在挪动我身体的过程中会很辛苦。而且我的癫痫病时不时会犯，情况危急的时候，还是需要子女陪同才能送我去医院看病的。"②失能老人日常有较多的药物购置等经费支出，但是家庭经济承受能力有限（83/118）。在个人深入访谈中，失能老人N117提道："我的儿子、儿媳妇身体都有残疾，他们没法上班，也没有经济能力来承担我额外的支出。我是一个农民，自己也没有收入。"③长时间和失能老人生活在一起会感到巨大的心理压力（68/118）。在个人深入访谈中，失能老人N33的主要照护者、其儿子反映："我作为照护人，目前感觉最大的困难是，我要同时照顾失能的父母，照护内容比较多，照护强度太大。而且我父母的情绪很不稳定，有的时候像小孩儿一样，需要我非常细致和体贴，我要对他们百依百顺。我时常也会自己偷偷抹眼泪，我感觉自己压力太大，生活中也没有人可以倾诉。"④照护者与被照护者存在性别差异，在提供护理服务时会感到很不方便（61/118）。在个人深入访谈中，失能老人N51（女性）表示："我自己年纪大了，很

————————
① 张如意.北京市失能老人居家照护多元主体的健康责任研究［D］.北京：首都医科大学，2022：17-21.

多事情都不能自理了，主要由我儿子来照顾我，但是帮忙洗澡什么的，还是很不方便，就只能等我女儿有空的时候，才能来帮我洗个澡。"⑤照护失能老人与自身工作及家庭生活之间难以实现有效平衡（53/118）。在个人深入访谈中，失能老人N59的主要照护者、其儿子表示："我媳妇儿前几年出过车祸，钢板现在还在她身体内，我自己也还没退休，我要同时照顾我母亲和我媳妇儿，我感觉压力实在太大。"⑥缺乏专业的照护知识（34/118）。在个人深入访谈中，失能老人N96的主要照护者、其女儿表示："家里老人长时间卧床，需要给老人进行鼻饲、吸痰等工作，还有伺候他大小便的问题，经常得动手去将大便抠出来，操作起来难度大，我自己经常不知道怎么办才好。"⑦多子女家庭因照护责任分担不均，导致产生家庭内部矛盾（12/118）。在个人深入访谈中，失能老人N107的主要照护者、其小儿媳妇反映道："老人有6个子女，我是他最小儿子的媳妇儿，之前家中说过很多次，由子女们共同分担老人的养老问题，但每次组织家庭会议时都没办法统筹，大家都只能自愿出钱出力，甚至还有既不掏钱也不出力的兄弟姐妹。我自己也53岁了，我也还有我亲爹亲妈需要照顾呢。但是，我感觉目前我整个人都被困在这个家里了。"

　　本研究发现，作为失能老人的家庭照护者，他们中的大多数人均为非正式的照护者。在长期的居家照护服务过程中，他们不仅会明显感觉到体力上的过度透支，而且还常常体会到经济上的沉重负累，更多的还是心理上的巨大压力和精神上的长期压抑。他们作为一类特殊的社会群体，其日常的时间和精力被长期占用或无情分解，且多数时候又无法获得有效的排解，导致他们时常处于赡养义务的担当、舆论谴责的担忧和骨肉亲情的耗竭之中。他们也成为一类被忽视的、隐蔽的、特殊的困难群体，亟须得到社会各界的关注和获得有效的社会支持①。

①　梁丽霞.被隐匿的光景：失能老年人家庭照顾者压力及社会支持研究［M］.北京：人民出版社，2021：25.

鉴于失能老人的家庭照护者所面临的现实困境，可参照世界卫生组织在其《关于老龄化与健康的全球报告（2015）》中所提出的暂歇照护的应对之策[1]，暂歇照护实际上属于一种社会支持形式，暂歇照护使初级的非正式照护者可以有短暂的时间来脱离他们的日常照护职责。暂歇照护的主要目的是在满足老年人日常需要的同时，减少非正式照护者的现实压力。有时，可以由志愿者或者专业人员在老年人的家中提供暂歇照护。而在其他情况下，可以让老年人暂时住进老年照护机构。此外，成人日间照护属于另一种提供暂歇照护的形式，在日间照护过程中老年人可以花一部分时间来参加一些日常社交活动。在提供暂歇照护的地方，最重要的是要保证家庭照护者可以了解这种服务的存在，而且服务的提供方法也应该符合当地的文化习俗[2]。因此，政府及有关部门亟须开展专项研究，以确定如何设计更加有益的暂歇照护项目。在本研究的实地调研中，部分家庭照护者也表达了对类似于这种暂歇照护的强烈诉求，他们希望由基层政府部门或街道居委会等负责统筹社区各类资源，来为失能老人提供一些暂歇性照护，以缓解他们因长期被束缚在家中所滋生的过度失望情绪。

五、失能老人及其家庭照护者的生存境遇分析

（一）失能老人居家照护生存境遇中的困境分析

人的行动是动态的、境遇的，因此，对价值、善恶、是非等的评价，必须结合具体境遇下人的行动来进行。人的行为正当与否，采取的手段是既要以是否符合当时的环境条件而定，同时，在具体的境遇中采取的

---

① World Health Organization. World report on ageing and health［R/OL］. https：//www.who.int/ageing/publications/world-report-2015/en/.

② Huang H L, Shyu Y I, Chang M Y, et al. Willingness to use respite care among family caregivers in Northern Taiwan［J］. Journal of Clinical Nursing. 2009, 18（2）：191-198.

手段必须表达善良的目的行为才是正当[①]。由于现实和环境的复杂性，使得一个善良的动机有时反而有可能会带来不良的效果。因此，必须结合具体的境遇，考虑到实现动机的各种复杂的条件，以达到最佳的效果，才是合理的行为选择。

对于失能老人及其家庭照护者而言，他们置身于特殊的生存境遇之中，照护者的行为付出，有些确实是出于血缘亲情或夫妻恩情等善良动机，进行了恰当的行为选择。他们在照护失能老人时，从行为开始前的动机到行为带来的结果，也会不同程度地表现出过程善。处在这种特定的照护境遇下，部分照护者会考虑到如何在具体境遇中进行适宜的道德选择，他们中的一些人会基于自身善良的行为动机、合理而有效的行为过程，努力达到一种既有利于失能老人也有利于所在社区或当下社会的好的行为结果。但是，有些情况下，也不尽然。

对于失能老人的长期居家照护，照护者及其他多元主体，理应基于人道主义精神，对于失能老人这类特殊群体，给予其应有的体恤和温暖。尤其是签约失能老人的家庭医生，通常是失能老人获取基本医疗卫生服务最为关键的渠道或来源，他们更应秉持对失能老人起码的尊重和关爱，与家庭成员一起共同协商并合力解决失能老人居家照护中面临的各种生存困境。

本研究发现，处在长期居家照护境遇中，多数失能老人会逐渐降低他们的需求层次，其首要需求越来越简单地呈现为医疗卫生服务需求，尤其是居家医疗护理服务和康复服务等需求。在此境遇下，签约失能老人的家庭医生如何才能对其实现最优化的医疗照护？对此，医疗最优化原则指出，在临床医疗实践中，诊疗方案的选择和实施力求以最小的代价获取最大效果的决策，即努力使病人疗效最佳、伤害最小、痛苦最轻、

耗费最少[①]。基于最优化原则的视角进行审视，家庭医生对于置身长期接受居家照护服务生存境遇中的失能老人，应以满足其基本医疗卫生需求为导向，在无法逆转其多种疾病共存状态的现实情境下，尽量以减少患者的痛苦、降低对患者的伤害为前提，力求失能老人在居家环境下，仍然可以较为便捷地获取所需的基本医疗卫生服务，并能够相对舒适地享受与家人共处的岁月光景。

（二）家庭照护模式境遇下的照护者负担深重

家庭照护模式是指由家庭成员为家中因生理或心理疾病而无法从事日常功能活动的老年人所提供的照顾工作[②]。文献显示，国际上超过80%的老年人希望能够生活在家庭之中得到子女的照顾。在英国，老年人首选的养老方式也是居家养老，入住养老机构的老年人仅占2%[③]。在美国，年满65岁的失能老人中，超过50%的老人选择家庭照护模式[④]。惠特拉奇（Whitlatch）等[⑤]认为，家庭照顾支持系统在当下仍然是老年人最为钟爱和最常使用的援助资源之一。然而，实践表明，随着家庭结构的核心化发展趋势，使得子辈对个人小家庭核心利益的重视超越了对父辈的养老责任意识，家庭养老照护主体对年迈父母的奉养意愿大为降低[⑥]。对此，需要考虑当前生存境遇下决定行为的各种背景因素以及行为的目的、手段、动机和带来的结果等，通过审慎地思考，经过分析比较，进行价值的权衡与考量，以便找出行为的价值选择方向。在家庭照护模式被迫走向主导地位但家庭成员的养老意愿却日渐势衰的矛盾境遇下，尤其是处

① 孙兆亮.论生命伦理学的理论支撑点［J］.社会科学，1992（7）：59-62.

② Nancy R. Hooyman, H. Asuman Kiyak. Social Gerontology: A multidisciplinary perspective［M］. Boston：Allyn and Bacon, Inc, 2005.

③ 施巍巍.发达国家老年人长期照护制度研究［M］.北京：知识产权出版社，2012：47.

④ Becker G S. Family economics and macro behavior［J］.American Economic Review,1988,78（1）：1-13.

⑤ Whitlatch C J, Noelker L S. Caregiving and caring in Birren, J.E（Ed.）.Encyclopedia of Gerontology［M］.San Diego：Academic Press, 1996：253-268.

⑥ 梁丽霞.被隐匿的光景：失能老年人家庭照顾者压力及社会支持研究［M］.北京：人民出版社，2021：8.

于多子女的家庭照护境遇之下，难免会存在责任推诿现象，子女或者在物质供奉，或者在精神赡养之间，反复进行价值的权衡和考虑，从而作出有利于自己的道德判断和价值选择，导致失能老人实际可以得到的照护资源极为有限。因此，失能老人在日常生活中也很难体会到家庭照护者所给予的挚爱、温暖和友善，甚至会陷入更为惨淡的生存境遇之中。

　　失能老人群体由于其不可避免的生理机能退化、社会经济地位下降以及社会角色转变，常常变成一个国家或地区中的健康脆弱群体。近年来，鉴于经费支出的负担限度问题，各地医疗卫生部门纷纷制订鼓励失能老人"回归家庭康复计划"，让家庭成员更多地承担起本应由医护人员执行的照料工作。据悉，在东亚地区，由于受到传统儒家思想和孝亲文化观念的深刻影响，形成了一种交换式的平衡，家庭非正式照料往往是满足高龄或失能老人照料需求的基本途径。同时，这种孝文化体系也进一步影响了政府在制定与老年人照料服务相关制度时的决策。居家照护目前仍是失能老人照料服务方式的首选，家庭成员的状况以及个体的年龄、文化程度和收入水平对照料服务方式的选择有着较为重要的影响，社会应根据需求的多样化为失能老人提供不同层次的照料服务[1]。在我国，由于受传统儒家文化的影响，在大多数家庭中，子女是高龄父母日常照料的主要提供者。同时，由于家庭中多个子女的存在，提高了老年人日常生活照料资源的选择性。相较于城市而言，在农村地区，可以提供的正式照料服务较为有限，这意味着服务可及性是农村老年人照料服务使用障碍的主要因素之一。另外，在非正式照料和正式照料中，女性照料者都属于最主要的照料者[2]。这一结论，与本研究在北京市各区实地调研中的发现，即失能老人目前的主要照护者为其伴侣（35.6%），存在一定的分歧，可能是由地域经济发展水平差异以及成年子女多忙于日常工作

　　① 肖云.中国失能老人长期照护服务问题研究［M］.北京：中国社会科学出版社，2017：84.
　　② 陈宁.失能老人照料贫困现状、致因与对策［M］.北京：社会科学文献出版社，2021：12.

所致。

近年来，失能老人居家照护的负担越发沉重，正逐渐推动失能照护问题从家庭化走向社会化。因失能所滋生的一系列家庭和社会问题，已远远超出单一家庭所能承载的负荷，正日益演变为当前社会所关注的热点及焦点问题。因此，各级政府部门应积极引导社会养老服务体系的本土化建设和蓬勃发展，应充分整合各类社会化的为老服务资源，鼓励其开展灵活多样的入户随访服务，以助力失能老人多层次、多样化的居家照护服务需求得以及时有效满足。与此同时，政府及有关部门应加大培育针对失能老人的医疗、照护、家政以及救助等专业化服务，不断拓展失能老人居家照护的服务内容和服务方式。

在失能老人的居家照护体系建设中，多元主体应重视失能老人的利益诉求，以失能老人的多元化需求为导向，基于失能老人的生存境遇，探寻解决其实际问题的有效对策，从而真正改善失能老人的健康生命质量，持续增进失能老人的获得感、安全感和幸福感。

在我国，家庭养老模式一直位居主导地位，中华孝文化理念使人们认为，当老年人无法照顾自己后，应由其子女进行照顾[①]。时至今日，在我国仍有很大一部分老年人的养老模式呈现为单一的以子女供养为主的家庭照护模式。但是，鉴于失能老人的特殊身体状况，他们通常比普通老年人有着更为强烈的物质营养、康复治疗等复杂需求。由子女单一照护的居家养老模式，难以满足老年人多样化的服务需求，且子女的日常照护多表现为缺乏专业知识，无法提供专业的照护[②]。因此，对于失能老人的养护、康复等特殊的专业技术服务需求，应由专业的服务团队量体裁衣式地适时为其开展，并且需要考虑到失能老人的家庭经济状况，由

---

① 许甜甜.代际照料支持对失能老人医疗服务利用的影响研究［D］.武汉：中南财经政法大学，2019：46.

② 陈洁，贾爱莉，李明，等.家庭病床与长护险联动机制对失能老人居家养老护理质量的干预效果研究［J］.实用临床护理学电子杂志，2020，5（8）：58-60.

当地政府给予一定的经费扶持，这也是符合人道主义的价值内涵。人道主义强调以人为本，维护人的尊严、权利和自由，尊重人的价值，特别是关心最基本的人的生命、基本生存状况，强调人类之间的互助、关爱以及增进人类的幸福，促进人类进步、发展的思想、观念、规范、方法和行为。医学的目的是挽救病人的生命、恢复病人的健康，二者之间有着内在统一性。医学的本质即关乎人心、人性、人情的学问，这就需要医务工作者关心、同情病人，维护病人的权利，努力减轻、消除患者因疾病带来的身心痛苦。医学不应仅以治疗预防为内容，医护人员更应以同情、关怀患者为己任[①]。在失能老人居家照护服务中，医护人员所能体现的尊重、照护、同情与关爱，也正体现出了医学的人学本质和人道主义精神。

在当前的失能老人居家照护服务体系中，缺乏专业人才、护理成本高、市场化不足、无营利性等问题凸显，凡此种种，致使居家照护模式对于失能老人群体而言，本已成为不二选择，但却又陷入困境且矛盾渐显的养老照护方式。本研究发现，北京市失能老人居家照护服务中的家庭照护者负担较为沉重，亟须多元主体的广泛参与和通力协作，以整合社会上各类可用且有限的服务资源。各级政府应加大相关养老政策的倾斜力度，加强正确的社会宣传和舆论引导；积极营造"敬老、爱老、为老"志愿服务的社会氛围；同时，不断提高老年人的个人自我健康促进意识及家庭成员亲情互助的责任感。

（三）家庭相关理论下的照护责任和义务履行失范

贝克尔在《人类行为的经济分析》中提出，家庭成员追求的主要是满足，但却并不一定是经济利益。虽然家庭成员追求的这种满足具有利他性，但这种利他行为的出现和存在，仍是基于理性经济人的收益算计，

---

① 邵永生.境遇论在生命伦理学的应用研究［M］.北京：中国社会科学出版社，2018：200.

而并非真正无私的利他行为①。贝克尔基于经济学的理论分析框架，有别于马克思从爱的角度来理解和看待家庭。马克思强调在家庭成员之间营造民主关系，以期实现家庭成员的全面发展。恩格斯认为，家庭是社会制度的产物，它会随着社会的发展而发展，随着社会的变化而变化②。基于上述家庭相关理论的分析可见，在当下，家庭仍是失能老人照护服务供给的主体单元，家庭成员的照护责任和赡养义务依然无可推卸。而对于社会组织或其他养老机构而言，也仅仅只能算作相应的服务辅助单元，它们可以协助性地参与失能老人的居家照护。与此同时，家庭成员对于失能老人的多样化付出，应该被家庭内的其他成员及时看见且被适度认可，这样才能激励对方更为长久地参与失能老人的居家照护服务。

对于失能老人的照护，现阶段主要包括非正式照护和正式照护两种类型。非正式照护主要是指由家庭成员、朋友、邻里或志愿者提供的免费照护服务。而机构照护则主要是指由公共机构提供的长期照护服务。参与失能老人照护的公共机构，可以包括社区服务中心、辅助生活设施、护理院、医院和其他卫生设施等。机构照护通常不限定机构的规模。从老年人现阶段实际可以获得的照护资源来看，老年人的照护主要仍以家庭照护为主，而目前我国社区以及养老机构对老年人的照护作用仍然相当有限。随着农村城镇化以及农村人口的快速流动，农村老年人的照护资源日益匮乏、家庭照护压力日益增长。构建以家庭、社区与机构养老照护的多元化养老照护体系已成为学界共识③。任何单一一方的力量，都不足以支撑起充足的失能老人的居家照护服务。本研究在实地调研中发现，当前有部分失能老人，几乎全部依赖于自己的家庭。因此，在家庭

① 加里·S.贝克尔.人类行为的经济分析［M］.王业宇，陈琪，译.上海：上海人民出版社，2008：107.
② 熊吉峰.在生计与照护之间：农村失能老人家庭照护者的社会支持研究［M］.北京：中国社会科学出版社，2019：6.
③ 同②：176.

内部，需要家庭成员之间的包容互助；在家庭外部，需要来自社会各界的公益性支持和机构专业性的技术帮助。

在老龄化进程不断加剧进而带来多重养老压力的社会背景下，家庭养老仍在发挥很强的支柱功能。家庭在传统社会中保持了相对比较稳定的存在状态。对于失能老人而言，久病卧床而致其子女不堪重负并心生嫌弃，子女对其缺乏基本的情感互动或精神慰藉，此类现象在现实生活中并不罕见。在本研究的深入访谈中，对此也屡有提及。

孔子在《论语·里仁第四》中曾言："父母在，不远游，游必有方。"让父母可以近距离地感知或者随时随地召唤子女至其身边，对于年迈的父母而言，不失为一种莫大的精神慰藉。在中国传统社会，三代或四代同堂而居，孝顺照顾老人、子孙承欢膝下，成为大家族司空见惯的自然之态。但在数字化、信息化、网络化进程瞬息万变的当下，即使在农村地区，成年子女也很少会选择居家留守或长期陪伴在老人身边，而多数人会为生计考虑离开自己的原生家庭，投入社会迁徙的洪流，追寻经济发展的趋向，为家庭财富的积累和增收而四处奔波。

依照弗莱彻的境遇伦理，在具体的境遇下如何对行为进行分析、权衡和判断，主要应考虑4个因素：目的、手段、动机和结果。其中，目的是最重要的因素，即对想要获得的结果的预测、对所要确立的目标预测等[1][2]。对此，分析失能老人子女的行为选择，有些实属特殊生存境遇下的无奈之举。一旦家中老人处于失能状况时，子女们便会陷入家庭生计打拼和居家照护老人的双重困境。若选择退回家庭，则生存无以为继；若选择漂泊在外，则失能老人无所可依。终究还是，本已积贫积弱的家庭，无法抵抗失能状态的持续性打击。在现实生活中，有些失能老人难免不

①　邵永生.境遇论在生命伦理学的应用研究［M］.北京：中国社会科学出版社，2018：200.
②　Fletcher J. Situation Ethics：The New Morality［M］. Philadelphia：The Westminster Press，1966.

会被当成家庭的累赘，抑或成为子女的包袱。因此，家中没有成年子女的老年人，只能独自过着孤苦伶仃、老无所依的凄惨晚年生活；而对于有成年子女的老年人，日久也难免不会落入被亲情疏离，抑或冷漠对待的尴尬境地。

六、失能老人居家照护服务中的性别差异问题

（一）失能状况发生中的性别差异现象

文献表明，在我国的失能老人长期照护服务领域，仍不同程度地存在性别差异现象。这种差异既会体现在被照护者层面，也会体现在照护者层面。从被照护者层面而言，我国老年人的失能比例目前存在明显的性别差异，女性老年人的失能比例普遍高于男性老年人，前者比后者更容易遭遇到照料贫困[①]。据《中国城乡老年人生活状况调查报告（2018）》显示，全国男性老年人的失能率为3.5%，女性老年人的失能率为4.8%，女性老年人占全部失能老年人的比例高达60.1%，表明现阶段女性失能老年人口的数量规模要明显超过男性失能老年人。在我国无论城市还是乡村，老年人的失能率都存在女性高于男性的独有现象。其中，在城市，男性老年人失能率为3.4%，女性老年人失能率为4.4%；在农村，男性老年人失能率为3.5%，女性老年人失能率为5.1%。此外，无论处于哪个年龄段，女性老年人的失能率均普遍高于男性老年人，而且这种失能率的性别差异在70岁以前阶段并不明显，但是到70岁以后阶段，失能率的性别差异会随着年龄的增长而逐渐增加[②]。鉴于失能状况发生的性别差异，女性失能老人比男性失能老人面临的长期照护问题会更为突出。在我国，

---

① 刘玮玮.当代中国老年健康伦理研究［M］.北京：中国社会科学出版社，2021:97.
② 陈泰昌.中国城乡老年人失能状况与照护需求分析［M］//党俊武.中国城乡老年人生活状况调查报告（2018）.北京：社会科学文献出版社，2018：143-144.

就总体而言，女性老年人的健康状况较之同年龄段的男性老年人来说更不乐观。因此，对于女性老年人的健康问题，更应予以及早高度关注。但是，在现实生活中却总是会发现，较之男性老年人而言，女性老年人的健康状况常常处于被家庭和亲人忽视的尴尬境地。

（二）失能老人居家照护中的性别差异现象

从照护者层面而言，当前我国长期照护失能老人的任务几乎大部分由妇女来承担，无论其属于有偿照护还是无偿照护。在我国，长期以来一直存在"男主外、女主内"的性别分工传统，面对照护任务的分工更是如此，尤其是在我国的农村地区，对老年人的长期照护主要以传统的家庭照护模式为主。基于社会和家人的期望，绝大多数家庭照护者为女性，她们主要为被照护者的配偶、女儿或儿媳妇。虽然近年来随着我国机构照护和社区照护这两种社会化的照护方式的推行，女性作为老年人的家庭照护者的比例开始出现下降的趋势，但是，与此同时，又有很多女性流入社会化照护服务领域。因此，女性目前仍是照护任务的主要承担者。在本次实地调研中发现，对于失能老人的居家照护责任，绝大多数仍为女性照护者承担。照护任务的分配在性别间存在不公正的现象，导致女性长期被束缚在家庭环境中无法抽离，也无暇顾及周围环境的飞速发展及瞬息万变，这影响到女性自身的社会化成长过程，甚至会直接影响到女性在家庭生活中的话语权和经济自由裁量权。

据《中国城乡老年人生活状况调查报告（2018）》数据，在城市，有59.3%的男性失能老人由其配偶提供照料，但仅有25.3%的女性失能老人由其配偶提供照料。在农村，有55.1%的男性失能老人由其配偶提供照料，仅有33.2%的女性失能老人由其配偶提供照料[①]。由此可见，无论是在城市抑或农村，女性照护其男性配偶的模式，远远超过了男性照护其

---

① 陈泰昌.中国城乡老年人失能状况与照护需求分析［M］//党俊武.中国城乡老年人生活状况调查报告（2018）.北京：社会科学文献出版社，2018：159.

女性配偶的模式。在这期间，既有视照护任务为家务劳动而应由女性承担的性别歧视的使然，也有女性为母则刚的自强坚韧与性格隐忍因素影响。研究发现，在我国无论是处于城市还是农村地区，皆是女性比男性承担了更多的照护家中失能老人的繁重任务，有时甚至需要老人的女儿和儿媳妇一起参与其中，共同承担起繁重的居家照护任务，合作履行家庭照护者的应然角色。

由于在多数失能老人家庭中，女性更多地承担了长期照护失能老人的重任，她们的身心更易受损。美国学者丹尼斯等调查表明，在对26位中风老人的照护过程中，女性照护者比男性照护者有着更高的焦虑等不良情绪问题。美国另一学者史蒂文森的研究指出，相对而言，女性照护者出现忧郁情绪的比例较高，男性照护者则较少出现负面情绪。在家庭地位和社会地位方面，由于性别分工问题，很多家庭通常由女性承担长期照护失能老人的重任，女性照护者的工作和就业因此会受到较大影响。由于自身精力受限，女性很难同时兼顾好照护老人和上班工作。因此，为了更好地照护老人，她们只能降低在工作上的努力程度，放弃自我发展和职务晋升的机会，有的女性甚至会因此而放弃自己钟爱的工作。然而，女性在家中为失能老人提供照护服务通常未能获取相应的固定报酬。与就业市场的有偿劳动相比，家庭内部的无偿劳动不仅意味着女性的工作价值遭到贬低，而且导致她们在经济上不得不依附于其他家庭成员，同时导致她们在家庭中处于从属地位[1]。在失能老人的家庭中，如果被照护者和照护者都因遭受不公而身心受损，则势必会影响到所在家庭的整体生活质量，甚至会破坏和谐的家庭关系，最终可能会影响到整个社会的稳定秩序。

---

① 刘玮玮.当代中国老年健康伦理研究［M］.北京：中国社会科学出版社，2021:103.

七、失能老人居家照护中的制度保障乏力现象

除了性别间照护任务分配存在差异现象，我国失能老人的长期照护领域还存在不同程度的制度保障乏力现象。如同性别分布差异现象，这种制度保障乏力现象，既涉及被照护者即失能老人自身，也涉及照护者亦即照护失能老人的家庭成员。就失能老人而言，由于其自身通常生活无法自理，他们需要接受长期照护，然而，并非每一位失能老人都能由家人对其予以长期照护。在家人无法对失能老人提供长期照护的情况下，这些失能老人将会陷入照护贫困境地，一方面，失能老人尤其是在农村的重度失能老人，他们通常属于老年人中经济状况最差的一类群体。另一方面，有关研究表明失能老人的照护费用是同年龄段的生活可以自理老人的生活费用的两倍以上。面对高昂的长期照护费用，身处贫病交加境地的失能老人，常常会对购买社会化的照护服务望而却步[①]。因此，对于此类群体的切实需求，政府福利制度的正义性应该适时凸显，对失能老人的生存困境应该予以有力破解和经济补偿。2016 年 6 月，人力资源和社会保障部发布《关于开展长期护理保险制度试点的指导意见》，当年在全国范围内选取 15 个城市和 2 个重点联系省份进行试点。此举意味着除试点之外还有较多地区的失能老人，仍无法享受这项保险政策福利并借此以解决后顾之忧。

对于失能老人的家庭照护者而言，即使他们愿意长期照护失能老人，但是由于制度安排与部门衔接的现实问题，他们的个人收入和工作可能也会遭受严重影响。家庭照护者由于需要花费大量的时间来照顾失能老人，在目前我国仍缺乏与之相关的支持性政策或法规情况之下，其所在单位将会因此克扣照护者的薪酬，甚至因其频繁误工而解雇照护者。另

---

① 刘玮玮.当代中国老年健康伦理研究［M］.北京：中国社会科学出版社，2021：100.

外，我国基本养老保险和基本医疗保险待遇与缴纳者的工资水平和缴费年限密切相关，但是照护者由于需要长期照护失能老人而影响到自己的岗位工作甚至被迫中止就业，必然会导致其工资水平下降或者基本养老保险和基本医疗保险缴费中断，从而影响其正常享受基本养老保险和基本医疗保险待遇[1]。当下，相关部门并没有为解决失能老人的长期照护问题提供强而有力的制度保障，部门之间也缺乏一定的政策协同效应。因此，无论是对于被照护者还是对于照护者而言，他们均有可能会遭遇制度分配的不公，甚至会因此而承受更加沉重的照护负担或经济损失。

罗尔斯认为，"公正是社会制度的首要价值"，"公正的概念是否合理，不在于它是否符合先在的和现有的状态，而在于它是否符合我们关于自身、理想和现实的深刻理解"[2]。制度的公平正义，直接关系到社会的正常运转和良性发展。在我国失能老人的长期照护领域亦不例外，如存在制度保障乏力或公正缺位现象，无论是对于被照护者还是对于照护者而言，都会造成一定的社会负面影响。从被照护者角度而言，他们所遭遇的性别不公和制度不公问题，会加重其生活负荷，也会直接影响其身心健康。首先，制度不公直接加重了失能老人的经济负担。毋庸置疑的是，照护费用对于失能老人及其家庭而言，均已成为沉重的经济负担，对于高龄女性失能者来说更是不堪重负，其生活品质必受影响。除此之外，性别不公和制度不公给照护者所造成的身心压力，也会殃及被照护的失能老人，从而影响失能老人的生活质量[3]。由于自身感到遭受不公正的待遇，照护者承担着很大的心理压力，当这种压力积累到一定程度之时，照护者有可能会产生强烈的应激反应，进而威胁其自身的身心健康。另外，照护者在身心俱损的情境下，常常会疏于照护家中的失能老人，导致对

① 刘玮玮.当代中国老年健康伦理研究［M］.北京：中国社会科学出版社，2021：100.
② Rawls. Kantian Constructivism in Moral Theory（The Dewey Lectures）［J］. Journal of Philosophy, 1980（77）：519.
③ 同①：101.

失能老人的关心和照顾减少，甚至迁怒于老人并有可能会虐待老人，这势必导致失能老人的生命质量下降或受损。

　　就照护者资源而言，通常包括照护者的经济资源、人力资源、非正式支持网络和正式支持网络等方面。在一个普通的家庭中，夫妻感情或者亲子关系，本是维系家庭照护的根基。但是，当家中有老人一旦陷入失能状态之后，照护的艰辛程度常常会超越照护者的内心忍耐极限，致使长期照护者逐渐产生抱怨。照护和生计之间是零和博弈关系。当下，我国的大多数照护者还远未达到不需要忙于生计与从事生产而专门从事照护的阶段[1]。因此，如何充分调动非正式的支持网络和正式的支持网络，为家庭照护者提供必需的物质、信息、情感等社会支持，是在选择失能老人居家照护模式时，政策及制度层面务必要统筹兼顾的现实情境。

　　另外，对于失能失智老人，由于受其自理能力、精神意识等条件的限制，对法律法规的掌握和运用则更加困难。他们在养老服务过程中如发生被侵权、受虐待等不良事件，由于其自身身体机能的明显衰退，无法明确表述或告知监护人，因此，他们也很难及时运用法律来进行维权。部分老年人对居家养老服务的包容度较低、警惕性较高，对养老服务提供者缺乏信任。在心理上，由于长期处在退休、空巢、独居状态，导致他们心理落差较大，容易导致情绪低落或自我否定。在生理上，部分老年人无法接受自身机体变化，不愿意承认衰老，接受养老服务时存在抵触心理。比如在日常生活中他们不愿意接受上门助浴服务等，导致相应的助老服务在实践中较难开展[2]。

　　德国社会学家马克斯·韦伯提出价值理性和工具理性的概念[3]，前者主

　　① 熊吉峰.在生计与照护之间：农村失能老人家庭照护者的社会支持研究［M］.北京：中国社会科学出版社，2019：150.

　　② 民政部社会福利中心课题组.做优医养结合：保障老年人权益的路径探索［M］.北京：中国社会出版社，2021：41.

　　③ 马克斯·韦伯.新教伦理与资本主义精神［M］.于晓，陈维纲，等，译.西安：陕西师范大学出版社，2006：75.

失能老人的居家照护与生存境遇

要是指动机的纯正和选择正确的手段去实现目的而不考虑结果，后者主要是从效果最大化的角度考虑而忽视了人的情感和精神价值。现代社会的理性本质上是"工具理性"①。对于失能老人的长期居家照护，倘若仅基于工具理性的视角去审视，则会将失能老人视为已失去其曾有社会价值的一类群体，在照护服务中也会忽视其情感诉求和精神价值，会致使失能老人陷入无人问津或惨遭遗弃的悲惨境地。而基于价值理性的视角去审视，对于失能老人的长期照护，则体现了不同群体或代与代之间的互惠互利，从而在社会层面营造了关爱帮扶、友善互助的生态氛围，同样也可体现社会制度惠及特殊群体所独有的公正价值。

---

① 邵永生.境遇论在生命伦理学的应用研究［M］.北京：中国社会科学出版社，2018：187.

102

第四章 居家照护中的失能老人医养服务供需衔接现状

第一节 家庭照护下的失能老人医疗卫生服务需求

随着老龄化社会进程的不断加速，我国失能老年人口大幅递增，失能老人的医疗卫生服务需求和日常生活照料需求相互叠加的趋势越发显著，失能老人的健康养老服务需求日益强劲。当前社会有限的医疗卫生资源和养老服务资源，以及各自所处的彼此相对独立的服务体系，远远无法满足失能老人实际存在的多层次、多样化的服务需要。对于此，迫切需要相关行政管理部门及专业化的服务机构为失能老人提供医疗卫生与养老照护有机融合的服务。

根据《"健康中国2030"规划纲要》《国家积极应对人口老龄化中长期规划》等系列政策要求，医养结合是实现健康老龄化、满足老年人健康养老服务需求的重要举措。2013年国务院《关于促进健康服务业发展的若干意见》提出："发展社区健康养老服务"，"鼓励医疗机构将护理服务延伸至居民家庭。"做好"最后一公里"的延伸护理服务，对于失能老人及其家庭照护者而言至关重要，将专业机构的服务延伸到失能老人家庭中来，使专业的护理技术服务和非专业的生活照料服务有机结合，可以较好地提升失能老人多元化服务需求的可及性，有利于改善其居家生活质量。

近年来，随着老龄化与高龄化进程的加速，以及疾病谱与伤残模式的转变，慢性病以及失能、失智人群基数的不断扩大，居家医疗护理服务需求明显攀升。老年人口随着他们年龄的日益递增，其健康存量会逐渐减少，就医概率因而会显著增加。而随着老年人健康存量的减少、自理能力的丧失，必然会导致失能老人的生存质量的下降[1][2]。本研究在实地调研中发现，有些失能老人虽然自身行动不便，但他们内心并不想过度占用家中成年子女的工作时间。他们有时会选择性地压抑自己的医疗卫生服务需求，导致出现有病不及时就医或者向家庭照护者隐瞒自身病情等异常现象，尤其是在女性失能老人中，因其性别内含的特殊隐忍因素使然，导致上述隐病行为较之男性失能老人而言更为常见，而这种隐病行为，其实并无益于失能老人的身心健康。

一、家庭照护者向健康管理者角色的适度转型

家庭照护者在日常生活中对于失能老人进行长期的陪伴与照护，彼此接触频率较高，他们对于失能老人的健康状况变化敏感度高，当失能老人出现身体不适时，更能及时协助满足其基本医疗卫生服务需求。此时，家庭照护者扮演的角色类似于"健康管理者"。家庭内部的健康管理者，对于失能老人的居家照护而言，虽存在专业性不足的弊端，但其对于失能老人响应的及时性却相对较高。

① 闫萍.失能老人家庭照护者的社会支持研究：基于北京市的分析［J］.北京行政学院学报，2019（3）：73-81.

② 刘志，薄涛，郝晓宁，等.基于缺口分析的北京市老年居家医疗护理服务研究［J］.卫生经济研究，2020，37（2）：13-15.

近年来，北京市卫生行政部门针对城区和郊区同时存在的老年慢性病高发及疾病谱的不断变化趋势，陆续开展针对慢性病患者的家庭保健员培训项目，选择慢性病患者的一名家庭成员担任其家庭保健员，经过系统化、规范化的健康教育和常规操作技能培训，并经统一考核合格后为其颁发家庭保健员证书，由其在家中监督老年人的日常饮食、运动起居、生活方式及健康指标的动态变化情况。此类家庭照护者在为失能老人提供日常生活照护服务的同时，还兼任着失能老人的"健康管理者"角色。他们可以在一定程度上将失能老人的居家日常照护服务与健康管理服务有机结合起来，有利于全面改善失能老人的身心健康状况。

2021年11月24日，中共中央、国务院《关于加强新时代老龄工作的意见》中明确提出，对符合条件的失能老年人家庭成员参加照护知识等相关职业技能培训的，按规定给予职业培训补贴。此项举措对于失能老人家庭来说，不愧为一条落地福音，不仅可以相对减轻失能老人的家庭经济负担和医疗费用支出，也能在一定程度上调动家庭照护者参与职业技能培训的积极性和主动性，从而促进失能老人长期居家照护的相对规范性和科学性，有利于提升失能老人的整体生存质量。

二、家庭照护下的失能老人医疗卫生服务需求

失能老人常常处于多病共存的生存境况，他们的医疗卫生服务需求总是明显高于普通的老年人群。鉴于失能老人日常多为行动不便的状态，他们对于居家医疗卫生服务的需求显得尤为迫切。在北京，无论处于城区抑或郊区，社区卫生服务机构均是基层医疗卫生服务体系的主体，他们承担着基本医疗服务和公共卫生服务的双重"网底"和社区居民"健康守门人"的多重职能，而社区卫生服务机构的家庭医生团队，正逐渐成为老年人居家医疗护理服务的主要供给者，他们开始利用所在社区的

资源优势，发挥着其他级别医疗卫生机构的医护人员所无法发挥的"网底"保障作用。

根据《北京市老龄事业发展报告（2018）》，2018 年全市户籍人口中，纯老年人家庭人口 58.03 万，占老年人口总数的 16.6%。即使是与子女同住的老年人，从家庭中获得的照护支持也十分有限[①]。在由纯老年人组成的家庭中，由于缺少年轻的家庭成员，一旦家中出现失能老人，其居家照护问题必然会成为一项艰巨的社会难题，也是其所在的社区和当前社会理应关注并予以帮扶和解决的现实困境。

按照国际通行的界定标准，失能老人泛指因疾病或衰老而丧失日常生活自理能力的老年人。与可自理的老龄群体相比，失能老人的依赖性更强，养老及医疗服务需求更为迫切[②]。失能老人基本上都会患有一种甚或数种慢性疾病，而且通常他们所罹患的疾病，从医学角度而言，具有不可治愈性。因此，失能老人更为迫切需要的是带病生存状态下以维持其生理功能和延缓病情发展为目标的医疗照护服务，而并非以恢复和治愈为目标的医疗性质的康复治疗和护理服务。此外，患有不同疾病的失能老人，其医疗照护需求并不尽相同。通常，患病的数量和严重程度与失能老人的医疗照护需求的数量和专业性要求成正比[③]。然而，居家医疗护理服务毕竟仍属于卫生专业技术服务范畴，更是绝大多数家庭成员无能为力的领域。因此，居家医疗护理服务的提供与发展理应属于政府、机构和社会的责任，应根据政府、社会、市场和家庭的不同职能定位，发挥各自优势，提供全方位的居家医疗护理服务[④]。唯有如此，方能相对有效地

---

① 孙继艳，郝晓宁，薄涛，等.我国健康养老服务发展现状及建议［J］.卫生经济研究，2016（11）：13-15.
② 陈娜，王长青.失能老人与医养结合养老模式的匹配关系［J］.中国老年学杂志，2019，39（7）：1758-1763.
③ 同②.
④ 刘志，薄涛，郝晓宁，等.基于缺口分析的北京市老年居家医疗护理服务研究［J］.卫生经济研究，2020，37（2）：13-15.

维持失能老人的身心健康和切实保障失能老人的长期居家生存质量。

实践表明，失能老人与自理老人的居家养老服务需求既有共性也存在差异。老年人一旦进入失能状态，即意味着他们的日常生活部分或完全无法自理，这不仅会影响失能老人个体的生命质量，也会给照护者和家庭造成沉重的经济和思想负担，进而发展成为严峻的社会问题[①]。据世界卫生组织报道，人们在晚年生命阶段需要照护的时间一般为7~9年[②]。老年人持续数年的照护服务需求，会给其所在家庭带来无法准确衡量的艰巨负担。对于失能老人，其对应的养老服务需求主要表现为以日常生活照料为基础、医疗照护为重点、精神慰藉贯穿始终，以实现失能老人身体功能的维持和好转，提高其生命质量和生活尊严[③]。对于带病生存状态下的失能老人，如果基层医疗卫生服务机构能够针对他们的各类病情特点，为其建立家庭病床并定期提供上门服务，则能很好地满足失能老人的居家医疗护理服务需求。但实践表明，各地现行的医疗保障政策并不利于家庭病床的开设，包括给予家庭病床的补助限额，远低于三级甲等医院的单次住院费用，且家庭病床不能与门诊特病、慢性病同时使用等[④]。鉴于此，家庭病床的建立在实际运行中遭遇重重困难。因此，基于生命伦理学微观资源公正分配原则的角度而言，失能老人的医疗卫生服务需求无法得到很好的公正保障，在现实的居家照护环境下仍存在种种可及障碍，致使大多数家庭照护者不得不承担起自己本不能胜任的专业医疗护理服务，因而对于失能老人的照护服务质量和服务效果也无从谈及。

① 宋宝安.农村失能老人生活样态与养老服务选择意愿研究：基于东北农村的调查 [J]. 兰州学刊，2016（2）：137-143.
② 赵怀娟. 城市失能老人的资源禀赋与家庭照护质量的关系 [J]. 中国卫生事业管理，2013，30（9）：711-714.
③ 陈娜，王长青.失能老人与医养结合养老模式的匹配关系 [J].中国老年学杂志，2019，39（7）：1758-1763.
④ 王长青，毛鹏远，陈娜，等.医养结合资源的多重整合 [J]. 学海，2016（6）：43-47.

第二节　居家照护中的失能老人医养结合服务需求

一、国内外老年人的医养结合服务演进态势

国外的医养结合服务模式主要以美国和英国为代表。在美国，居家养老模式将社区服务和医疗照顾结合起来，1997年美国颁布《平衡预算法案》，提出"PACE（综合性老年健康护理）计划"，由政府监督，采取商业运营模式，为那些需要长期照护的老年人及其家庭提供在社区即可获得的医疗照护服务。此外，美国的家庭护理员制度也支持居家养老模式，家庭护理员介于家政人员和专业护士之间，他们在工作前均会接受系统规范的培训，主要工作是照顾住在家里或住宅式护理中心的孤独老人、伤残人士、长期病患者等，使居家养老模式向物质保障、照料保障、医护保障和精神保障"四位一体"的方向发展[1][2]。实践表明，"四位一体"的服务模式可以有效满足老年人的医疗和养老服务等综合需求。

在英国，社区医养结合模式主要表现为"社区内照顾"和"由社区照顾"两种。其中，"社区内照顾"是指由政府直接干预并有制度和法律体系的规范性养老照顾，主要针对生活不能自理的老人。"由社区照顾"是指通过血缘关系或道德维系的没有政府直接干预的非规范性养老照顾，服务对象主要是有一定自我生活照顾能力的老年人。英国推崇"混合福利经济"，即提倡个人、家庭、社会的各方责任，从而使得个人更加注重家庭的日常生活照料及社会控制功能，减少相应的社会问题，使国家维

---

① 成秋娴，冯泽永.美国PACE及其对我国社区医养结合的启示［J］.医学与哲学（A），2015，36（9）：78-80+88.

② Eng C, Pedulla J, Eleazer P C, et al. Program of all-inclusive for the elderly（PACE）: an innovative model of integrated geriatric and fianncing［J］. Journal of the American Geriatrics Society, 1997, 45（3）: 223-232.

持较低程度的干预，大力发展私人的、营利的、非营利的社会组织参与提供社会福利产品和服务。国家提供社会福利的给付与服务方式，并与私人的、非营利组织进行合作。通过这种正式与非正式服务、市场与非市场的运作结合，为有服务需求的老年人提供针对性的照顾。社区照顾的具体服务项目多以居家服务、家庭照顾、老人公寓、托老所、老年社区活动中心为主，其具有社区化、多样化、官办民助、以人为本、专业化等特点，其中，"以人为本"是英国社区照顾最为突出的特点①。基于生命伦理学的尊重原则，对于失能老人这一特殊群体的居家照护服务，在基于社区化的在地照护和专业化的规范服务以满足其生命安全等需求基础之上，更需要尊重其人格和尊严，凸显"以人为本"的服务内涵和价值意蕴。

2015年12月，北京市民政局、规划委发布《北京市养老服务专项规划》，提出"9064"养老服务发展目标，以应对人口老龄化不断加剧带来的各种社会问题，即实现90%的老年人在社会化服务协助下通过家庭照护养老，通过社会上的一些专业化的养老服务队伍，提供一些高质量的专业化的服务，使老年人在家庭中可以享受高质量的养老服务；6%的老年人通过政府购买社区服务来照护养老，即政府对一些特殊的老年人提供一些经济上的帮助，由政府购买一些服务并提供一些上门服务；4%的老年人入住养老机构服务养老，通过扩大床位等措施使一些生活上不能自理的人进入养老机构养老。"9064"养老发展战略，实际上是以居家养老为基础，以社区为依托，可以较大程度地缓解当前社会所面临的整体养老压力。基于此，针对失能老人的居家养老，应积极倡导以居家照护为基础，辅之以一定的社会服务，要兼顾失能老人的物质需求和精神诉求，以全面提升失能老人的健康生命质量。

---

① 解韬.英国应对人口老龄化的经验及对中国的启示［J］.战略决策研究，2012，3（1）：32-37.

二、家庭医生签约服务与医养结合服务模式的协同推进

针对老年人如何做好医养结合服务，其关键在于"医"和"养"的有机衔接。2022年《关于开展社区医养结合能力提升行动的通知》（国卫老龄函〔2022〕53号）中指出，社区卫生服务机构要做实老年人的家庭医生签约服务，积极拓展医养结合功能，加强医养签约合作，建立日常医疗卫生服务与养老服务有机衔接融合工作机制和服务模式。对于基层医疗卫生服务机构而言，在家庭医生签约服务背景下推行医养结合服务，可以有效实现医疗资源和养老资源的整合。文献研究认为，充分利用基层医疗卫生服务机构"家门口"的便捷优势，构建"家庭医生—医养结合"服务模式，有利于更好地满足我国传统观念下家人陪伴的养老需求，推动医养结合和家庭医生服务的共赢发展[①]。家庭医生签约失能老人并为其提供居家医疗护理服务，既可以满足老年人居家照护的自我定向选择，体现对失能老人自主选择权和自主决定权的尊重，也可以充分拓展家庭医生签约服务的服务方式和服务内涵，这或许将成为基层医疗卫生服务体系为重点人群开展服务的一种新的发展趋向。

针对农村养老院的老年人医养结合服务需求研究表明：老年人从高到低的需求得分依次为：精神文化娱乐、健康指导服务、日常生活照料、医疗康复护理、后勤保障服务[②]。在城区进行的社区老年人的医养结合需求研究显示，在医疗卫生服务需求方面，紧急救助、基本体检、完善社区医院药品种类等为首选。在生活养老需求方面，提高退休待遇、房屋增设电梯、设立应急呼救系统等内容为首选[③]。从养老场所上，各类人群

---

① 张霄艳，杨诗雨，白雪，等.家庭医生推进医养结合的共赢发展分析［J］.中华医院管理杂志，2019，35（12）：992-995.

② 田雨同，张艳，刘珍，等.农村养老院老人医养结合服务需求现状及影响因素分析［J］.中国卫生事业管理，2021，38（4）：289-293+297.

③ 刘雪娇，白灵丽，高淑欣，等.北京三家社区老年人医养结合需求［J］.中国老年学杂志，2021，41（8）：1733-1735.

对于上门医疗服务项目的需求也不尽相同。居家养老的老年人对于预约医生上门看病的需求程度高；社区和活动中心的老年人对社区开药、健康咨询、测量血压血糖及病床类需求程度高；养老机构的老年人对吸痰护理的需求较高，且日常生活活动需求如平地行走、出行、修饰、娱乐、社交等需求未得到满足的程度较高[①]。对于失能老人而言，鉴于其不容乐观的身心状况，其医疗卫生服务需求和日常生活养老需求较之普通的老年群体，会呈现得更加复杂且多元，医养结合服务的有效供给才是实践解决之道。

近年来，北京市社区健康促进会和北京通养老助残卡服务中心积极探索针对失能老人群体的医疗护理服务模式，即经过当地民政部门评估为轻、中、重度的失能老人，可通过北京通养老助残卡每月发放200元、400元、600元的补贴，以购买失能老人上门护理服务，即可通过"卫来e家医"智慧健康服务平台线上预约、支付的方式购买服务，方便失能老人就近享受社区卫生服务机构和公立医院提供的专业医疗护理服务，同时还可延伸性地为其提供多元化的综合健康管理及指导服务，以满足居家失能老人足不出户的多元化服务需求，减轻其医疗护理费用支出负担，有助于提升针对失能老人的医、养、康、护一体化的综合服务水平。

现阶段，此种模式已在北京市的东城区、怀柔区、丰台区的部分社区卫生服务机构，作为首批试点运行。在失能老人居家照护的选择模式下，他们虽足不出户但亦可以获得专业的上门医疗护理服务，这必然会有利于保护失能老人群体的身心健康，也有利于推动他们在新的社会发展理念和发展态势下的获得感、安全感和幸福感。

---

① 王彬丁，刘刚，郑新烈，等.医养结合养老机构老年人日常生活活动需求未满足状况及影响因素研究［J］.中国全科医学，2021，24（19）：2465-2471.

三、家庭医生签约服务助力失能老人的持续性健康管理

当下，北京市各区的社区卫生服务机构正全面推进家庭医生签约服务，失能老人已被纳入重点签约人群。一方面，利用家庭医生签约服务的独特优势促进医养结合服务的连续性，充分统筹政府民政部门、基层医疗卫生服务机构、社区养老机构等现有的存量资源，促进多方工作协同，在服务主体方面完善互联互通机制，建立完善适合失能老人的医养结合服务体系，切实满足失能老人的医疗卫生和养老服务需求。另一方面，结合具有社区特色的家庭医生签约服务模式和服务内容，探索建立以社区居家养老为主导、机构养老为补充的医养结合服务模式，在服务内容上解决基层医疗卫生服务机构、养老机构、家庭照顾者等在医疗卫生和养老服务方面分工不明确、人力资源不充沛的瓶颈问题；强化各部门对于老年人养老服务需求的侧重，将服务重点从"以疾病为中心"的医疗服务模式转向"以健康为中心"的医养结合服务模式，以期为失能老人提供全过程、全周期、全方位的日常生活照护和健康管理服务，实现针对失能老人的持续性健康管理，进而改善失能老人的居家生活状态和生命质量，以致力于实现失能老人"老而不衰、残而不废"的长期照护目标。

第三节 家庭医生签约失能老人的居家照护服务现状

本研究在进行失能老人及其家庭照护者的实地调研与个人深入访谈的同时，在前述4个样本区域内选择16家社区卫生服务中心，按机构和岗位分布及执业范围等因素，分层抽取277名家庭医生进行问卷调查（最

终回收有效问卷276份），问卷内容主要包括：家庭医生的个人基本情况、签约服务开展情况、上门服务的提供频率、与失能老人的家庭照护者的合作情况、影响其开展签约服务的因素及失能老人居家照护存在的困境等。

与此同时，从家庭医生签约服务供方层面，本研究在每家社区卫生服务中心选取1~2名家庭医生，共计30名家庭医生，进行个人深入访谈。访谈内容主要包括：家庭医生的个人基本情况、开展签约服务中存在的风险及困难、对失能老人家属的配合要求、认为服务失能老人与普通老人的差异之处、目前开展失能老人居家照护的服务困境、对居家照护服务的发展建议等。

从基层医疗卫生服务机构管理者层面，在上述16家社区卫生服务机构内，各选取1名机构管理者进行个人深入访谈，访谈内容主要包括：管理者的个人基本情况、所在机构提供服务与失能老人需求难以匹配的项目、失能老人和普通老人的签约服务差异、机构内家庭医生签约服务现状及困境、社区卫生服务机构与所在地居（村）委会的联动情况、失能老人更适合哪种养老照护模式（居家照料、机构照护/养老院等、社区日间照料）及原因、多元主体参与失能老人居家照护的健康责任分配、构建多元主体协作机制的建议等。

另外，从行政管理部门层面，在前述4个样本区域内，选取其卫生行政部门（如区老龄委、区社区卫生服务管理中心）的管理者，共计6人进行个人深入访谈。访谈内容主要包括：管理者的个人基本情况、日常工作中涉及老年人的管理内容、辖区内针对失能老人实施的相关政策及帮扶、区域内敬老爱老特色活动内容及形式、失能老人的服务需求、为失能老人开展服务时存在的困境、多元主体参与失能老人居家照护的健康责任分配及构建多元主体协作机制的发展建议等。

一、签约失能老人的家庭医生基本情况

（一）问卷调查签约失能老人的家庭医生构成情况

如表4-1所示，本次问卷调查的276名参与失能老人签约服务的家庭医生[①]，基本构成情况如下：①年龄分布：所调查的家庭医生中年龄最小者22岁，年龄最大者69岁，平均年龄为38.93±8.63岁。②性别分布：所调查的家庭医生中，女性居多，共有193人，占比69.9%。③文化程度：所调查的家庭医生中，本科学历人数居多，共有177人，占比64.1%。④区域分布：所调查的家庭医生中，来自西城区（XC）、丰台区（FT）、大兴区（DX）和怀柔区（HR），分别有55人（19.9%）、93人（33.7%）、69人（25.0%）、59人（21.4%）。⑤职称情况：所调查的家庭医生中，以中级职称为主，共有135人（48.9%）；其次是初级职称和副高职称，分别有85人（30.8%）和48人（17.4%）；仅有4人（1.4%）拥有高级职称；但仍有4人暂未获得职称。⑥执业类别：所调查的家庭医生中，以临床医生（全科）为主，共有184人，占比66.7%；其次是中医医生，有67人（24.3%）以及临床医生（其他）17人（6.2%）、公卫医生1人（0.4%），仍有7名（2.5%）医生暂未获得相应岗位的医师执业资格证书。总体而言，签约失能老人的家庭医生团队人员偏年轻化，多为中级职称，以女性医护人员多见，文化程度主要为本科及以上。

[①] 张如意.北京市失能老人居家照护多元主体的健康责任研究［D］.北京：首都医科大学，2022：21-33.

表 4-1 问卷调查签约失能老人的家庭医生的基本情况（n=276）

组别	人数 n（%）
区域	
XC	55（19.9）
FT	93（33.7）
DX	69（25.0）
HR	59（21.4）
性别	
男	83（30.1）
女	193（69.9）
年龄（岁）	
20～29	27（9.8）
30～39	131（47.5）
40～49	90（32.6）
50～59	22（8.0）
60 岁以上	6（2.2）
文化程度	
高中/中专/技校	4（1.4）
大专	41（14.9）
本科	177（64.1）
研究生	54（19.6）
执业类别	
临床（全科）	184（66.7）
临床（其他）	17（6.2）
中医	67（24.3）
公卫	1（0.4）
无	7（2.5）
职称	
无	4（1.4）
初级	85（30.8）
中级	135（48.9）
副高	48（17.4）
高级	4（1.4）
合计	276（100）

（二）个人深入访谈签约失能老人的家庭医生基本信息

如表4-2所示，本研究在实地调研中，进行个人深入访谈的30名家庭医生的基本构成情况如下[1]：①性别分布：女性22人（73.7%），男性8

---

[1] 张如意.北京市失能老人居家照护多元主体的健康责任研究［D］.北京：首都医科大学，2022：35.

人（26.3%）。②年龄分布：参加访谈的家庭医生中，年龄最小者为27岁，最大者50岁；家庭医生的平均年龄为38.33±6.00岁。③学历分布：以本科学历为主，共有22人（73.3%），另有6人（20.0%）为研究生，2人（6.7%）为大专生。

表4-2　个人深入访谈签约失能老人的家庭医生的基本信息（n=30）

组别	人数 n（%）
性别	
男	8（26.3）
女	22（73.7）
年龄（岁）	
20～29	1（3.3）
30～39	17（56.7）
40岁以上	12（40.0）
文化程度	
大专	2（6.7）
本科	22（73.3）
研究生及以上	6（20.0）
合计	30（100.0）

二、家庭医生团队为失能老人提供上门服务概况

如表4-3所示，在北京市的不同辖区内，家庭医生团队签约居民人数、签约老年人数以及签约失能老人数的总体情况相差较大。现阶段，家庭医生团队主要是按照各区的人口构成、地理环境及社区卫生人力资源配备等实际情况与当地居民开展签约服务。但是，在不同区域内，老年人均属于家庭医生团队签约的重点人群。

表4-3　实地调研的样本地区平均每个家庭医生团队与其辖区居民签约概况（单位：人）

辖区	签约居民人数	签约老年人数	签约失能老人数
XC 区	1589	798	22
FT 区	2329	1169	150
DX 区	1574	618	40
HR 区	976	445	30

（一）家庭医生团队为失能老人提供服务情况

1.家庭医生免费服务的覆盖情况

如表4-4所示，在本研究实地问卷调查的276名家庭医生中，有75名（27.2%）家庭医生表示会为失能老人每年提供一次免费上门服务，68名（24.6%）家庭医生提到会为失能老人每月开展一次免费上门服务，53名（19.3%）家庭医生表示每季度开展一次免费上门服务，26名（9.4%）家庭医生表示每半年开展一次免费上门服务。另外有32名（11.6%）家庭医生表示上门服务频率会根据病人的实际需求而进行灵活变动，但仍有22名（8.0%）家庭医生表示从未给失能老人提供过免费的上门服务项目。总体而言，绝大多数家庭医生都曾不同程度地为失能老人提供过免费的上门服务项目。免费服务的开展，主要包括入户随访、健康监测等，在一定程度上保障了失能老人居家照护中的基本医疗卫生服务可及性，体现了家庭医生签约服务"以人为本"的服务理念，也彰显了生命伦理学的有利原则在失能老人个体层面得以落地践行。失能老人在获得免费服务的同时，也能感受到来自基层医疗卫生服务机构的关爱、温暖和社会层面的切实支持。

表4-4　实地调研的家庭医生团队为失能老人提供免费上门服务频率（n=276）

辖区	从未提供 n（%）	每年一次 n（%）	半年一次 n（%）	一季度一次 n（%）	一个月一次 n（%）	其他 n（%）	合计 n（%）
XC区	7（12.7）	16（29.1）	6（10.9）	10（18.2）	11（20.0）	5（9.1）	55（100）
FT区	10（10.8）	9（9.7）	4（4.3）	19（20.4）	34（36.6）	17（18.3）	93（100）
DX区	2（2.9）	21（30.4）	10（14.5）	15（21.7）	17（24.6）	4（5.8）	69（100）
HR区	3（5.1）	29（49.2）	6（10.2）	9（15.3）	6（10.2）	6（10.2）	59（100）
合计	22（8.0）	75（27.2）	26（9.4）	53（19.3）	68（24.6）	32（11.6）	276（100）

2.家庭医生收费服务的选择性开展情况

如表4-5所示，本研究实地调查的276名家庭医生中，80名（29.0%）家庭医生表示从来没有为签约的失能老人提供过收费的上门服务。52名

（18.8%）家庭医生表示平均每月为签约的失能老人提供一次上门收费服务，47名（17.0%）家庭医生表示平均每年为签约的失能老人开展一次上门收费服务，35名（12.7%）家庭医生表示大约每季度开展一次收费上门服务，仅有8.7%的家庭医生表示半年开展一次上门收费服务。另外有38名（13.8%）家庭医生表示由于所签约的失能老人身体状况存在个体差异，因此他们对于上门服务的需求会有所不同，难以估计实际的平均服务次数。实地调研发现，家庭医生的收费服务主要是为部分确有需要进行上门输液或者导管护理等特殊服务需求的失能老人开展，这实际上也是为了满足其个性化的服务需求。

表4-5　家庭医生为失能老人提供收费上门服务的频次（n=276）

辖区	从未提供 n（%）	每年一次 n（%）	半年一次 n（%）	一季度一次 n（%）	一个月一次 n（%）	其他 n（%）	合计 n（%）
XC区	10（18.2）	11（20.0）	6（10.9）	8（14.5）	13（23.6）	7（12.7）	55（100）
FT区	24（25.8）	5（5.4）	8（8.6）	14（15.1）	20（21.5）	22（23.7）	93（100）
DX区	20（29.0）	18（26.1）	4（5.8）	9（13.0）	13（18.8）	5（7.2）	69（100）
HR区	26（44.1）	13（22.0）	6（10.2）	4（6.8）	6（10.2）	4（6.8）	59（100）
合计	80（29.0）	47（17.0）	24（8.7）	35（12.7）	52（18.8）	38（13.8）	276（100）

3.家庭医生团队为失能老人开展的服务内容

如表4-6所示，在家庭医生团队为失能老人提供的服务内容中，排在首位的是基本医疗服务，其次是健康咨询或健康教育服务，然后依次是长期用药指导、电话随访、体格检查、上门护理服务、心理疏导和建立家庭病床及其他服务等[①]。实地调研发现，现阶段家庭医生团队为失能老人建立家庭病床服务开展较少，调研中仅有30名家庭医生提及开展了此项服务。虽然多数失能老人及其家属在调研中对于建立家庭病床表达了他们明确的诉求，但是由于建立家庭病床涉及一系列具体的技术流程、

---

① 张如意.北京市失能老人居家照护多元主体的健康责任研究［D］.北京：首都医科大学，2022：39.

操作规范、诊疗指南及建立标准等，因此，社区卫生服务机构在家庭医生团队为失能老人开展建床服务方面，仍会进行严格的预先审批和过程监督。

表4-6　实地调研的家庭医生团队为失能老人提供的免费签约服务内容

服务内容	人次 n	顺位
基本医疗服务	254	1
上门护理服务	176	6
体格检查	222	5
健康咨询或健康教育服务	239	2
长期用药指导	234	3
电话随访	233	4
心理疏导	162	7
建立家庭病床及其他服务	30	8

在本次实地调研中，从需方角度所调查的118位失能老人家庭均表示已有自己的签约家庭医生，且都有家庭医生的联系方式。在118位失能老人中，仅有2人反映自己未曾接受过签约家庭医生的任何服务，剩余的116位失能老人均表示接受过家庭医生提供的不同类型服务。根据服务人次的多少，服务项目的排序依次为：定期电话随访、健康知识指导、定期身体检查、上门更换尿管胃管、上门打针或注射、随时微信或电话咨询、帮忙预约挂号或者转诊去上级医院、康复训练、心理精神慰藉。相关服务内容主要反映如下：①定期电话随访（101/118）。在个人深入访谈中，失能老人N88表示："家庭医生会定期打电话给我，询问我的身体状况，提供用药指导；长时间的电话随访让他对我的健康状况很了解，所以我每次去医院复诊，安排得也很合理。"②健康知识指导（98/118）。失能老人N91的照护者表示："家庭医生会来村里开健康大课堂，教我们怎么去照顾失能老人，怎么给他翻身拍背，避免长褥疮。"③定期身体检查（84/118）。失能老人N7表示："家庭医生会提供很多上门服务，比如入户给老人做心电图、测量血压和血糖等。"④上门更换尿管、胃管、送

药（78/118）。失能老人N22的照护者表示："上门更换尿管和胃管，帮我解决了大麻烦，因为我年纪也大了，无法定期带老伴儿去医院，家庭医生上门服务太好了。"⑤上门打针或注射（69/118）。失能老人N8表示："现在我需要每周在家打两针，我自己完全无法去医院就诊，也不可能天天打电话叫救护车。"⑥随时电话、微信咨询（65/118）。失能老人N13反映："因为我们家住在山区，家庭医生出诊确实很不方便，通过微信线上解决了我很多的问题。"⑦帮忙预约挂号、转诊去上级医院（43/118）。失能老人N64表示："我的家庭医生可以帮我预约大医院并挂号，这样让我可以顺利地去大医院看病。"⑧康复训练（34/118）。失能老人N55认为："家庭医生帮助我进行康复训练，我之前通过做康复训练都能扶着栏杆走路了。"⑨心理精神慰藉（33/118）。失能老人N83反映："针对我们这些重病的人，大多数医生应该都是关心身体健康状况，很少关注我们的心理问题，但是我的家庭医生每次就诊的时候，都会陪我聊聊天，让我觉得自己还是有医生朋友的。"研究提示，从失能老人的角度来看，家庭医生团队目前主要提供的是定期随访、体检、健康指导和咨询类服务，还可以为一些特殊患者提供转诊服务。另外，部分失能老人对于心理咨询服务存在明显的需求。

在北京市的家庭医生签约服务包中，对于失能老人的入户随访已成为不可或缺的服务项目。2022年5月，北京市卫生健康委员会颁发《关于开展2022年失能失智老年人管理项目的通知》中要求，辖区内接受2021年度老年人城乡社区规范健康管理基本公共卫生服务，经生活自理能力评估，评分大于等于4分的65岁及以上老年人全部纳入管理，评分0~3分的65岁及以上老年人纳入管理人数不低于10%。同时，该文件要求以社区卫生服务机构为主体，负责开展如下项目：①摸清失能失智老年人底数：为管理对象提供规范的失能失智评估（日常生活活动能力、精神状态与社会参与能力、感知觉与沟通能力和老年综合征罹患情况），确定老年人失能等级，摸清各区失能失智老年人底数。②提升老年人医养结合和健康服务水平：掌握老年人健康需求，并依据老年人失能评估等级及不同的健康服务需求，为老年人提供精准化、个性化的医养结合和老年健康服务，提高老年人健康水平，改善失能失智老年人生活质量。③探索建立老年人失能失智危险因素干预模式：开展老年人失能失智预防健康教育，提高老年人健康素养；开展多种形式的综合干预活动，提高老年人失能失智预防水平，减少和延缓失能失智的发生和进展。针对失能失智老年人所需提供的健康服务主要包括：根据失能失智评估结果，按照老年人失能等级，结合老年人实际需求，根据《北京市失能失智老年人健康管理服务包》内容，制订个性化健康服务计划，并结合家庭病床、上门巡诊、家庭医生签约、居家医疗服务等方式，为失能失智老年人提供每年至少1次的老年健康和医养结合服务。另外，文件提出针对老年人失能失智的预防干预措施主要包括：①失能失智预防健康教育：对全人群及能力正常的老年人开展失能失智预防健康教育，包括《老年健康核心信息》（国卫办家庭函〔2014〕885号）、《老年失能预防核心信息》（国卫办老龄函〔2019〕689号），以及老年人慢性病自我健康管理、认知障碍预防、跌倒预防、健康生活方式、科学健身养生、营养膳食等内容。②高危老年人失能失智综合干预：针对失能失智高危老年人开展躯体功能和认知功能干预，包括心脑血管疾病危险因素管理、八段锦运动、抗阻训练、放松训练、体重管理、合理营养膳食指导等内容。同时，引入失能老年人评估服务子系统：为老年人失能失智评估和健康服务搭建信息化管理平台，在全市部署"失能老年人评估服务应用子系统"，实时采集老年人接受失能失智评估和健康服务的信息数据，进行汇总、整合和分析，动态把握老年人失能失智评估和健康服务工作开展情况。由此可见，从政策制定者的角度，对于失能老人，已从伤害预防、专项治疗、健康教育、康复训练、膳食指导等角度，开启全周期、全方位的健康管理模式。

（二）家庭照护者辅助家庭医生开展医疗服务的情况

如表4-7所示，据签约失能老人的家庭医生反映，大多数失能老人的家属会定期向他们询问老人的健康状况，其中一月询问一次和一季度询问一次的合计占总体的48.9%。39名（14.13%）家庭医生表示失能老人的家属一年会询问一次老人的健康状况，28名（10.14%）家庭医生表示失能老人家属半年会询问一次老人的健康状况。另外，仍有40名（14.49%）家庭医生表示失能老人家属从未向他们询问过老人的健康状况。总体而言，大多数失能老人的家属对于失能老人的健康状况表现得较为关注，他们会定期向签约的家庭医生进行健康咨询或者寻求相对专业的照护指导和技术帮助，以期适时改善失能老人的居家照护状况。

表4-7　实地调研的家庭医生团队认为失能老人的家属
向他们询问老人健康状况的频率（n=276）

辖区	从未询问过 n（%）	每年一次 n（%）	半年一次 n（%）	一季度一次 n（%）	一月一次 n（%）	其他 n（%）	合计 n（%）
XC区	6（10.91）	12（21.82）	8（14.55）	12（21.82）	14（25.45）	3（5.45）	55（100）
FT区	12（12.90）	6（6.45）	6（6.45）	22（23.66）	31（33.33）	16（17.20）	93（100）
DX区	5（7.25）	10（14.49）	6（8.70）	18（26.09）	20（28.99）	10（14.49）	69（100）
HR区	17（28.81）	11（18.64）	8（13.56）	14（23.73）	4（6.78）	5（8.47）	59（100）
合计	40（14.49）	39（14.13）	28（10.14）	66（23.91）	69（25.0）	34（12.32）	276（100）

如表4-8所示，实地调研的家庭医生表示87.68%的失能老人家属都会比较配合他们开展服务，偶尔会和几乎不会配合家庭医生开展相关服务工作的失能老人家属分别占总体的9.78%和2.54%。绝大多数失能老人家属比较乐意配合家庭医生开展相关服务工作，以实现针对失能老人的内部照护和外部支持的有机结合。

表4-8　实地调研的家庭医生认为家庭成员辅助其
为失能老人开展的医疗服务的情况（n=276）

市辖区	几乎不会 n（%）	偶尔会 n（%）	一般都会 n（%）	经常会 n（%）	几乎每次都会 n（%）	合计 n（%）
XC 区	4（7.27）	4（7.27）	24（43.64）	8（14.55）	15（27.27）	55（100）
FT 区	2（2.15）	10（10.75）	43（46.24）	15（16.13）	23（24.73）	93（100）
DX 区	0（0）	6（8.70）	33（47.83）	5（7.25）	25（36.23）	69（100）
HR 区	1（1.69）	7（11.86）	33（55.93）	10（16.95）	8（13.56）	59（100）
合计	7（2.54）	27（9.78）	133（48.19）	38（13.77）	71（25.72）	276（100）

如表4-9所示，家庭医生认为失能老人家属能够协助他们开展的服务项目按顺位排列依次是：陪同就医、起居照料、协助康复治疗、心理疏导、文娱或社交活动陪伴（打牌等）。研究发现，大多数家庭医生认为，失能老人的家属首先需要配合家庭医生来满足失能老人生理上和安全上的需求，其次才是满足失能老人更高层次的其他需求。按照马斯洛的需求层次理论，唯有人们的低级需求得到有效满足后，才可能产生高级需求。高级需求的满足能引起更合意的主观效果，即更深刻的安详感以及内心生活的幸福感。对于失能老人而言，他们当中的多数人因身体活动严重受限，已逐渐降低自己的需求层次，多数仅限于日常生活起居照料和看病就医等基本需求。因此，对于这些基本需求，家庭照护者应予以切实尊重、积极响应和及时满足，以体现"以人为本"的照护理念和人道主义精神。

表4-9　实地调研的家庭医生认为失能老人家属能够协助医生开展的服务项目

服务项目	人次 n	顺位
起居照料	227	2
心理疏导	169	4
陪同就医	233	1
文娱或社交活动陪伴（打牌等）	121	5
协助康复治疗	202	3
其他	6	6

在个人深入访谈中，据来自16家社区卫生服务机构的管理者的介绍，所在机构的家庭医生团队目前可以为失能老人提供的服务内容主要包括：慢性病护理换药（9所），体检及健康指导（8所），插胃管、尿管等护理服务（8所），康复治疗（6所），转诊服务（2所），心理咨询（1所）。实地调研发现，现阶段大多数社区卫生服务机构会针对失能老人提供疾病的一般护理和健康指导等基本服务，但在康复治疗服务等方面提供较少，对失能老人的心理咨询关注度也较低。另外，访谈中有2名社区卫生服务机构管理者表示，因其所在机构与周边三甲医院或中医院存在合作，可以为签约的失能老人提供更为专业的中医治疗和转诊服务。对于失能老人而言，转诊服务极大程度地满足了他们更高层级的医疗服务需求。

本研究在针对社区卫生服务机构的16名管理者进行个人深入访谈时，所有管理者均认为失能老人的家属首先应该尽心尽力地为老人提供居家照护服务（16/16）。如访谈中机构管理者K13认为："家属的优质照料能够在根源上延缓老人的失能进展，并不是所有的家属都有雄厚的经济实力来给老年人寻求更好的养老服务，但是，所有的家属都应当尽自己的能力，给老年人提供精心的照护。"另外，管理者认为失能老人的家属在照护过程中应该谨遵医嘱（9/16）。如机构管理者K4反映道："一些家庭成员不听医生的话，医生下了医嘱，他们还是按照自己的方式去照护老年人。"只有家庭照护者对于医护人员的诊疗行为做到积极协助和紧密配合，才能更加有利于促进失能老人的遵医行为，也才能更有助于对失能老人进行持续性的健康管理。

三、家庭医生认为失能老人居家照护模式运行中的现存障碍

家庭医生认为当前在为失能老人提供居家照护模式中存在的障碍主要集中于人、财、物这三方面（详见表4-10），具体表现为：缺乏专项

照护经费和相关设备、缺乏专业的护理人员、缺乏康复服务等方面。另外，在家庭医生签约服务内容及服务形式方面，家庭医生认为失能老人居家照护模式中缺乏一定的康复训练以及心理指导。研究表明，若要促进失能老人居家照护模式可持续地良性运转，既需要专项经费和物质保障，更需要专业人士的技术指导。然而，有些失能老人在居家照护中面临的现实困境是，既没有配套的辅助设备，也没有专业的护理人员，同时也缺乏专门的照护经费，导致居家照护模式在运行中举步维艰，很难真正满足失能老人的多元化服务需求。基于资源宏观分配的公正角度而言，对于特殊群体予以特别关注和定向帮扶，才更能体现社会福利政策和救助制度的公平与正义。

表 4-10　实地调研的家庭医生认为失能老人居家照护模式运行中的现存障碍

主要障碍	人次 n	顺位
缺乏专业的护理人员	205	2
缺乏专项照护经费和相关设备	226	1
缺乏康复服务	197	3
缺乏心理疏导	152	4
家属参与度低	125	5
其他	3	6

四、家庭医生认为影响其为失能老人开展居家照护服务的主要原因

如表4-11所示，大多数家庭医生认为，影响其为失能老人开展居家照护服务的原因[1]，排在首位的是家庭医生团队内部人员配置不足且工作强度大。其次，有关部门尚未出台关于家庭医生为失能老人提供专项服

---

① 张如意.北京市失能老人居家照护多元主体的健康责任研究［D］.北京：首都医科大学，2022：54.

务的相关政策，导致服务无法顺利开展下去。另外，失能老人及其家属在服务过程中不配合，老人失能等级较高、服务开展难度大，签约服务内容不合理、家庭医生团队内部责任分担不清晰，失能老人情况不乐观致使服务风险过高等，均为影响家庭医生团队推进失能老人居家照护服务开展的主要因素。

表4-11 问卷调查的家庭医生团队认为影响其为失能老人提供居家照护服务的原因顺位

主要原因	第一位	第二位	第三位	综合得分	顺位
失能老人及家属不配合	59	7	9	200	3
相关政策缺失，开展服务有难度	97	79	20	469	2
团队人员少，工作强度大	98	92	55	533	1
签约服务内容不合理，家庭医生责任承担大	5	33	56	137	5
老人失能等级较高，服务开展难度大	13	38	63	178	4
家属提出签约服务之外的额外需求	4	17	29	75	6
其他	0	0	1	1	7

备注：第一位赋3分，第二位赋2分，第三位赋1分。

综合得分=选择第一位的人数n×3+选择第二位的人数n×2+选择第三位的人数n×1

在本次实地调研中，家庭医生团队认为，失能老人及其家庭属于社会群体中一类较为特殊的群体，对于他们，无论是在对其进行健康管理层面还是在开展具体诊疗服务过程中，均难免会遇到一定的困难或挑战。在个人深入访谈中，家庭医生对于如何保障签约服务的连续性表示担忧，如M12表示："对于失能老人的管理，目前实行一年签约一次，有些老人今年由我负责管理，但是明年我可能就不负责他们了，这就无法保证服务的连续性。"同时，访谈中也有家庭医生对于失能老人家属的配合程度表示担忧，如M13反映道："上门服务过程中，家属可能会因为更换胃管或尿管过程不顺畅，就会对我们产生埋怨。"另外，家庭医生与失能老人及其家属在沟通中存在困难，如M5表示："上门服务时，我们与失能老人的沟通经常会存在一些障碍，有些失能老人的家庭经济比较困难，在治疗他们的过程中，我们常常要考虑他们家庭的经济承受能力。"研究提示，在实践中，家庭医生针对失能老人开展的居家照护服务的连续性较难得到保证；同时由于在服务提供的过程中失能老人家属的配合程度和经济承受能力各异，导致家庭医生在实际为失能老人提供签约服务过程中仍然存在一定的阻力。

五、家庭医生为失能老人开展居家照护服务中的主要风险和困难

本研究在针对家庭医生团队内医护人员的个人深入访谈中了解到，在现实境况下，家庭医生团队为失能老人开展居家照护服务中存在的风险和困难主要体现在如下4个方面：第一，失能老人及其家属有时提出家庭医生签约服务内容之外的需求，比如他们会要求家庭医生为失能老人提供上门输液、打针服务，或者帮忙代开药等特殊服务，然而这些服务内容有些并不属于家庭医生常规诊疗服务范围之内，这些额外的要求无疑会增加家庭医生上门服务的风险系数，当家庭医生因无法满足而拒绝其要求时，又会导致误会或产生抱怨。第二，家庭医生团队内部人员配置有限，经常导致家庭医生的出诊时间和在门诊值班时间二者之间无法有效协调，无法及时响应失能老人的上门服务需求。第三，由于入户路途较远，家庭医生需要投入更多的时间成本和出行费用来为失能老人提供上门服务。在个人深入访谈中有部分家庭医生反映，出诊时行走山路颇为不便，具有一定的人身安全隐患，致使家庭医生提供上门服务的主动性欠缺。第四，政府的相关政策支持力度不足，导致家庭医生团队因受限于人力、财力、物力等因素，无法顺利为失能老人提供居家照护服务。另外，社区卫生服务机构内部上下联动机制不足，使得家庭医生团队医护人员士气低落，这也成为居家照护服务开展的主要阻力。详见表4-12。

表4-12　个人深入访谈的家庭医生反映为失能老人开展居家照护服务过程中存在的风险及困难

存在的风险及困难	人次 n	顺位
没有什么风险和困难	9	3
交通不便，出诊耗时长，成本高	6	4
与失能老人交流存在障碍，沟通不便	1	6
失能老人家庭贫困，治疗需考虑经济效益	1	6
提出签约服务内容之外的其他需求，上门风险系数过大，比如上门打针、输液、代开药等	17	1
医生、护士人手不足，上班时间无法协调	14	2
政府政策支持力度不足，上下联动不够	2	5
失能老人每年一签，无法保证服务连续性，也无法进行连续的健康管理	1	6
上门期间家属不配合或者服务过程不顺利，家属会心生埋怨	2	5

　　本研究在实地调研中发现，在家庭医生团队为失能老人开展居家照护服务过程中，需要与其他机构或者部门之间开展合作，但是合作中也存在一些明显的困难或障碍，详见表4-13。在参与个人深入访谈的30名家庭医生中，有25名（83.33%）表示针对失能老人开展服务中与其他机构或者部门之间合作存在困难，另有5名（16.67%）家庭医生表示在和其他机构或者部门合作的过程中尚未发现明显的困难。研究表明，大多数社区卫生服务中心或乡镇卫生院要联合其他机构或部门为失能老人提供居家照护服务，各部门在合作过程中存在责权利不够明晰的问题，或者存在明显的责任推诿现象，导致居家照护服务在实际运行中仍然存在一定的困难。

表4-13　个人深入访谈的家庭医生认为与其他机构或者部门合作是否存在困难（n=30）

存在困难	人数 n	占比（%）
是	25	83.33
否	5	16.67
合计	30	100.00

　　针对机构或部门之间存在合作困难的现象，在个人深入访谈的30名家庭医生团队的医护人员中，有14名家庭医生表示政府的相关政策虽有制定但是落实缓慢，人手和资金配置比例不到位是导致合作困难的主要

原因。其次，有6名家庭医生表示大多数机构奉行"各自为政"的原则，且政府、社会、家属等不同主体之间缺乏有效沟通，没有横向联动。另外，有4名家庭医生表示社区卫生服务机构与其他机构之间尚未建立完善的合作机制，机构上下信息不透明，家庭医生团队手中没有签约失能老人的完整名单，社区卫生服务机构对家庭医生团队医护人员也缺乏明确的激励政策。在和居委会合作的过程中，有2名家庭医生表示居委会作为基层社会工作者，他们如今的工作压力较大，工作任务繁重，因而觉得不便再为其增加额外的工作负担。有3名家庭医生认为居委会没有履行好自己的责任和义务，签约是三方的事情，现如今只有医患双方参与。另外，有1名家庭医生表示养老机构内部设有医务工作者的岗位，养老机构和医院合作的动力缺乏[①]。详见表4-14。本研究提示，多元主体或部门之间的合作困难，其核心在于利益的分配，现阶段没有一个统一的利益分配机制可用来约束不同部门的责任和义务，导致部门之间缺乏横向联动或纵向联通的动力。因此，需要发挥基层政府部门的资源统筹和政策主导作用，从顶层设计层面来合理界定不同部门在失能老人居家照护中的职责和义务，从而确保社会资源的公正分配以及失能老人个体利益的合理维护。

表4-14 个人深入访谈的家庭医生认为导致机构或部门间合作困难的原因

原因	人次 n	顺位
居委会基层工作压力大，工作混杂，不便增加额外的工作	2	5
医院与其他机构没有建立完善的合作机制且医院上下信息不透明，没有签约失能老人的完整名单，缺乏明确的激励政策	4	3
大多数机构奉行"各自为政"的原则，且政府、社会、家属几方是割裂的，缺乏沟通，没有联动	6	2
养老机构有自己的医务人员，没有合作的动力	1	6
居委会没有履行好自己的责任和义务，签约是三方的事情，现如今只有医患双方	3	4
政府政策落实慢，人手和资金配备不到位	14	1

---

① 张如意.北京市失能老人居家照护多元主体的健康责任研究［D］.北京：首都医科大学，2022：56.

研究表明，在实践中家庭医生团队虽然将失能老人纳入重点签约人群范畴，并将其作为重点签约服务对象，但是，在他们为失能老人开展居家照护服务的过程中，却存在一定的现实障碍和合作困境，导致多数服务内容无法开展到位，也致使失能老人及其家属对家庭医生签约服务仍然心存不满，进而导致他们对于家庭医生签约服务的获得感不强。

本研究在针对社区卫生服务机构管理者的个人深入访谈中，16位管理者认为家庭医生团队为了更好地为失能老人提供居家照护服务，将来应该着力进行如下方面的改进：①完善家庭医生签约服务内容（9/16）。在个人深入访谈中，机构管理者K2反映道："家庭医生团队目前开展的服务内容，还是不能满足失能老人的养老需求，我们现在意识到这个问题了，家庭医生团队需要拓展服务内容，给老年人提供更好的医疗服务。"②家庭医生团队内部需进行明确的责任分配（9/16）。在个人深入访谈中，机构管理者K8建议："家庭医生团队内部也需要进行一个明确的责任分配，保证责任到人，最好能够通过绩效考核或者是职称晋升等渠道，对每个医护人员的行为有一个强制性的规范。"③加大家庭医生服务的宣传力度（6/16）。在个人深入访谈中，机构管理者K9反映道："我们在实际工作中发现，有些老年人和家属并不知道我们基层医疗卫生机构可以开展的服务内容，一旦遇到问题的时候就蒙了，不知道求助哪里，反而认为我们没有这样的服务。作为我们家医团队来说，还是要加大签约服务的宣传力度。"

2022年，中华人民共和国国家卫生健康委员会发布《中国健康老年人标准》和《居家、社区老年医疗护理员服务标准》两项推荐性卫生行业标准的通告。其中，《居家、社区老年医疗护理员服务标准》主要是适用于居家、社区为老年人提供辅助医疗护理服务的从业人员，服务项目包括生活照护、基础照护、安全与急救、康复照护、心理照护、临终照护等。而对于临终照护，主要是包括心理支持和症状观察及躯体照护。心理支持指的是为临终期老年人提供一般性心理支持服务，应尊重老年人宗教信仰和个人生活习惯，了解其感受并满足其需求；与家庭成员沟通交流，帮助其充分了解老年人的身心需求，提供适宜的临终期陪伴。另外，提供症状观察及躯体照护服务，主要是包括及时从医护人员处获取老年人的预后信息及病程发展过程中可能会出现的症状变化，识别老年人临终期常见的不适症状并及时向医护人员反馈；维持老年人临终期的舒适，包括协助翻身、安置舒适体位、喂食/水、辅助排痰及排便、清理污物等工作，改善和维持躯体和环境的舒适；协助有需求的老年人就医等。对于失能老人而言，不仅需要进行症状观察及提供躯体照护服务，对于少数症状严重者，还需要提供临终照护服务。在本次实地调研中，有少数失能老人及其家属提出了安宁疗护服务的明确需求。因此，针对不同类型的失能老人，应该在充分了解其需求类型的基础上，由相应主体分级分类提供适宜适用的服务，这也是符合生命伦理学公正原则中的内容公正的基本要求。

世界卫生组织在《关于老龄化与健康的全球报告》（2015）中提到，在基于社区的项目背景下，已经证明卫生技术人员进行家访可以产生积极的影响[1]。另外，在2014年的一项关于64个随机试验的综述发现，当家访包含多项评估并且次数达到5次以上时，便会产生积极的效果。通过减少急诊室的接诊数、住院数、住院时间、跌倒次数以及促进功能发挥等，可以产生最大的整体效益[2]。为了使效益达到最大化，应该通过与初级卫生保健系统建立联系，而对家庭医疗卫生服务予以补充，包括安排随访和确定死亡风险较低的目标人群[3]。本研究在实地调研中发现，家庭医生作为失能老人的

①　World Health Organization. World report on ageing and health［R/OL］. https：//www.who.int/ ageing/publications/world-report-2015/en/.

②　Mayo-Wilson E, Grant S, Burton J, et al. Preventive home visits for mortality, morbidity, and institutionalization in older adults：a systematic review and meta-analysis［J］. PLOS ONE, 2014, 9（3）： e89257.

③　Stuck A E, Egger M, Hammer A, et al. Home visits to prevent nursing home admission and functional decline in elderly people：systematic review and meta-regression analysis［J］. The Journal of the American Association, 2002, 287（8）：1022-1028.

签约服务主体，日常会根据失能老人的各类不同需求，为失能老人提供不同频次的随访服务。但是，本研究提示，现阶段家庭医生团队为失能老人提供入户治疗护理服务，仍存在一定的风险，且老年患者存在较多的康复需求和心理需求，但家庭医生却面临无法逐一满足等服务困境。因此，亟须建立与规范相应的入户服务政策及风险防范和制度保障等，以期从政策环境角度对于失能老人的居家照护服务模式予以强而有力的外部支持。从家庭医生签约服务的提供内容角度而言，社区卫生服务机构仍需结合失能老人的实际需求进行服务项目的广泛拓展，以便于更好地满足失能老人服务需求的多样性和复杂性；从家庭医生团队工作任务的分配角度而言，卫生行政管理部门仍需建立合理的岗位绩效考核和激励机制，以充分调动家庭医生为失能老人开展签约服务的积极性和主动性；从社会公众对于家庭医生签约服务的知晓层面而言，政府及有关部门仍需加大宣传力度，以提升社会公众对家庭医生服务的认可度和利用度。唯有多措并举，才有可能真正发挥家庭医生在社区居民尤其是失能老人中的"健康守门人"的职责和功能，也才能助力于失能老人就近享有优质医疗卫生资源的基本愿望得以真正实现，继而彰显失能老人居家照护服务模式中的"患者利益至上"的服务原则和"以人为本"的服务宗旨。

第五章　代际互动对于失能老人身心健康的影响

　　《中华人民共和国老年人权益保障法》第十八条规定："与老年人分开居住的家庭成员，应当经常看望或者问候老年人。"看望或者问候，可以给老年人带去物质补给或者精神慰藉，有利于及时了解老年人的真实诉求和内心愿望，有利于及时发现老年人可能会随时出现的各种健康问题，也有利于亲子之间的情感交流和人际互动。但是，对于此项规定，如果有关决策部门未能创造切实可行的便利条件让年轻人常回家看看，那么规定的内容也终将只能停留在"应当"层面。基于老年人的身心健康角度考虑，在提倡后代多与老年人进行向上的沟通交流的同时，也应当鼓励老年人积极主动地与后代进行向下的沟通交流，保持心情舒畅才能提升老年人抵御疾病及降低死亡风险的能力。文献研究表明，代际互动会对老年人的死亡风险产生显著影响，主要表现为代际间的精神互动和代际间的物质互动，二者均被证实有助于降低老年人的死亡风险。这对于失能老人而言，亦属概莫能外。

第一节　失能老人与子代之间的双向代际互动

一、代际互动对于失能老人的多重影响

鼓励推动代际互动和代际融合，特别是老年与青年之间的和谐共处，已成为当前应对全球老龄化挑战的基本共识。人是社会性的动物，人与人之间的交流互动会对彼此的行为方式和思维模式产生一定的影响，尤其对于老年人而言，他们随着年龄的逐渐增加，其他各种社会关系，譬如同事关系或朋友关系甚至是婚姻关系等，都会逐渐淡化或者次第结束，如个体现实生活中的离婚或者丧偶等。此时，以亲子关系为纽带的代际关系和代际互动，便会在老年人的晚年生活中显得尤为重要。

代与代之间的互动，既可体现在物质层面，也可体现在精神层面。代与代之间的精神互动，会延缓老年人的自然衰老过程，降低其死亡风险。实践表明，那些在物质上与后代常有互动的老年人，多数为相对年轻、身体状况较好或者是经济能力较强者。如果老年人尚能为其后代提供一定的经济支持，这一方面体现了代与代之间除却亲情之外，仍然存在一定的经济合作或帮扶关系；另一方面也体现了老年人可以通过提供经济支持的方式，提升他们在子代中的地位和威望，从而让老年人自身可以获得一种自我心理安慰，甚至可以达到延年益寿的目的。米德在研究社会互动时指出，人类躯体因其具备先天性的生理弱点，迫使他们与他人进行协作，谋求生存。同时，这些有利于合作或生存的行动将会被保存下来。这一理论观点，同样适用于老年人与其后代所建立的人际互动关系。因此，在研究代际关系和老年人的健康或死亡风险之间的关系时，有必要关注老年人与后代的人际互动，而不仅仅将研究的视角集中

在后代对老年人的支持上，把老年人仅仅作为一个需要帮助的弱者来看待①。如果仅仅只是关注二者之间单向的输出，即后代对于老年人的经济给予或物质支持，而忽略了老年人对于后代仍有可能提供的精神扶持或者物质帮助，则容易将老年人视同为坐等赡养的无用之辈，会致使老年人在与后代的人际交往中，丧失其基本的存在感和价值感。对于失能老人而言，虽然其行动受限，但尊重其存在感和价值感同样不容忽视。从生命伦理学的尊重原则角度来看，维护和尊重失能老人的人格和尊严，满足和保障其基本的生活安全和人际交往需求，仍是失能老人居家照护中必不可少的关注事项。

关于代际交流，文献表明，老年人与年轻人接触的频率，并不能提高对老年人的积极影响，双方接触的质量才是关键的决定因素。所以，积极倡导高质量的代际交流显得尤为必要。高质量的代际交流主要是指在自然情境下，代际自愿、平等地交流，这是一种相互合作、相互学习、相互依赖、亲密的代际接触②。基于此，在失能老人与其子代之间，同样需要建立高质量的代际交流关系，让亲代和子代双方在轻松平等、相互信任的家庭氛围下，实现居家照护中的合作依赖及亲密沟通，而非仅仅是物质上的被动供给或者是偶发性的短暂探望。

在中国传统文化中，家庭养老的观念普遍盛行。家庭和亲情常常被赋予浓厚的色彩和独特的意义。"养儿防老"的观念也意味着代际转移在老年人的生活中具有不可或缺的地位。子女对父母的代际转移提高了自身经济能力，向上流动的代际转移还存在对老年人的心理慰藉，对老年人的情绪及身心健康有着显著的正向帮助③。因此，亲子之间的代际关系

① 李春华，吴望春.代际互动对老年人死亡风险的影响：基于CLHLS 2002～2014年数据［J］.人口学刊，2017，39（3）：78-87.

② 刘玮玮.当代中国老年健康伦理研究［M］.北京：中国社会科学出版社，2021：141.

③ 王萍，张雯剑，王静.家庭代际支持对农村老年人心理健康的影响［J］.中国老年学杂志，2017，37（19）：4893-4896.

对老年人健康状况的影响作用不容忽视。针对不同性别的后代对老年人的代际支持对于老年人健康的影响研究，结果表明，男性后代向老年人的代际转移可以明显提高老年人的健康状态。女性后代对老年人的帮助则更多地体现在日常生活照顾中，且城市和农村地区的代际支持情况并不类似①②。在本次实地调研中发现，男性家庭成员参与失能老人居家照护服务的并不多见，男性后代对于失能老人的代际支持更多的是停留在物质赡养层面，甚至仅仅呈现为不在场的远程状态下的偶发性的在线问候，无法满足失能老人内心深处对于亲情抚慰的真实诉求。

新的孝道文化与传统的孝道文化最大的区别在于，前者提倡亲子之间的平等，强调老年人在自立自强的基础上与子女建立一种平等对话、相互体谅、双向义务的代际关系。新的孝道的对象从家庭引申到对全社会老年人的开放式孝道，以期在全社会培养尊老、敬老、爱老、扶老和助老意识，激发社区居民的互助意识，为老年人居家养老构建强而有力的非正式支持网络③。在日常生活环境下，过分彰显关怀主体的优势，只能使老年人不断蜕变为被怜悯的对象。照护服务中人文精神的缺失，使得老年人无法真切地感受到人之真情，致使部分老年人的生存状态令人担忧④。因此，在家庭照护者与失能老人之间，两类主体的平等交流和频繁互动，凸显主体间性，可以让失能老人感受到生活之中仍存关爱，病痛之余仍有温情。如若照顾者和被照顾者之间没有一丝丝温情，缺乏真切的关爱，则失能老人在获得日常照护服务的时候，甚至连基本的怜悯之情都无法体察，久而久之必然会致其丧失与艰难岁月继续抗衡的生存斗志。

① 王萍，张雯剑，王静.家庭代际支持对农村老年人心理健康的影响［J］.中国老年学杂志，2017，37（19）：4893-4896.
② 朱斌，毛瑛.代际支持、社会资本与医疗服务利用［J］.社会保障研究，2017（3）：48-59.
③ 吴飞.代际支持失衡背景下社会化居家养老模式设计［M］.北京：中国经济出版社，2022：55-56.
④ 郭德君.传统孝道与代际伦理：老龄化进程中的审视［M］.北京：中国社会科学出版社，2018：76.

二、代际互动下的失能老人居家照护

老年照护主要由家庭照护和社会照护两个层面构成，而社会对于老年人的照护，并非仅是局限于传统意义上的政府提供，也可以由市场力量来参与提供。一旦考虑到需要依靠市场力量来为老年人提供社会照护时，成年子女则倾向于向老年人提供更多向上流动的代际转移，以帮助其父母在市场上可以购买到更多的老年人需要的照护服务。此时，社会层面的正式照护逐渐取代了家庭层面的非正式照护。假如老年人拥有一份养老金收入，则会相应地提高老年人的福利水平。但是，养老金的使用情况可能也会受到其家庭氛围的影响，因此，不能简单地认为其能切实改善老年人的生活状态。毋庸置疑的是，如果失能老人自己拥有一笔相对客观的固定养老金，至少在一定程度上可以补充或者弥补因家庭照护而产生的定期费用支出，适当缓解其子女承受的经济压力。对我国老年人及其子女两代人的福利进行分析结果发现，领取养老金有助于提高父母和子女代际效用的上沿，但子女的孝养观念却会影响养老金的获取对改善父母自身的切实效用。在成年子女足够看重父母的家庭中，老年人的养老金的确能提供帕累托改进，而不和谐的孝养伦理观念则会降低养老金产生的收入效应[1][2]。本研究在实地调研中发现，如果在现实生活中子女对于失能老人的养老金心存觊觎，则会导致失能老人长期生活在经济困顿的窘境和家庭不和睦的氛围下，其身心健康也会每况愈下。

以帕森斯为代表的结构功能主义认为，城市化和工业化致使传统扩展家庭逐渐消失，取而代之的是核心家庭，成年子女和父母分开居住，彼此

[1]　许甜甜.代际照料支持对失能老人医疗服务利用的影响研究［D］.武汉：中南财经政法大学，2019：69.

[2]　李春华，吴望春.代际互动对老年人死亡风险的影响：基于CLHLS 2002～2014年数据［J］.人口学刊，2017，39（3）：78-87.

关系疏远。针对中国家庭的研究表明，居住距离是影响子代支持的重要因素，代际居住距离的增加，阻碍了代际交流的进行①。对于中国农村家庭代际关系的调查表明，子女与父母分居，尽管不意味着彼此经济联系的减少，但是子女在生活照料上的支持肯定与共同居住者不可相比②。本研究发现，在失能老人的居家照护中，成年子女缺席状态下的赡养或远程照护现象并不罕见，这会影响失能老人与其之间方便及时的交流与沟通，长期的不在场状态也会导致失能老人产生需求隐忍抑或情绪压抑的状况。

家庭观念在我国根深蒂固，成年子女对于父母负有赡养义务。一方面，子女向父母提供一定的经济帮助，可以为父母提供基本生活保障；另一方面，在我国有很多具有一定经济基础的老年父母反而会向子女提供一定的资金支持，以助于他们成年后的购房或结婚等重大支出，缓解其经济压力。美国社会学家默多克参照家庭成员的层次关系、夫妻对数和血缘关系等，将家庭划分为以下几种类型：核心家庭，由父母和未婚子女构成；主干家庭，由父母与一个已婚子女构成；联合家庭，一般为父母和两个已婚子女构成；其他家庭，包括空巢家庭、失独家庭、留守家庭等。随着共居文化的变化，联合家庭和多代同堂家庭的数量锐减，小型化家庭所占比例逐年递增。虽然大多数年轻人认同当父母生活不能自理之时，应与其一同居住以便于照料，但同时仍然有很多人认为即使不能与父母同住侍奉和照料，也并不违背传统孝道。他们认为，在条件不许可的情况下，把父母托付给养老院或日间照料中心，也属正常而并非不孝③。生活在相对较多人口的家庭中的老年人，在陷入疾病状态时可能采取的措施相对更为丰富，比如得到更多的家庭成员的照护；但在另一层面，随着多子女的家庭规模的逐渐扩张，老年人也可能需要投入更多

① 吴飞.代际支持失衡背景下社会化居家养老模式设计［M］.北京：中国经济出版社，2022：11.
② 王跃生.中国家庭代际关系的维系、变动和趋向［J］.江淮论坛，2011（2）：122-129.
③ 同①：67.

的时间和精力，来维系相对复杂的家庭人际关系，这反而不利于其身心健康。因此，从整体而言，家庭规模对老年人健康脆弱性的作用方向目前尚未确定。有理由认为，老年人给予其成年子女一定的经济支持，在某种意义上既促进了亲子关系，也提升了老年人自身的心理满足感，使得他们不仅呈现出更好的健康状态，对未知的健康风险的抵御能力也会更强，整体上呈现出健康脆弱性的降低①。基于此，失能老人虽然多数表现为躯体活动的一定程度受限，但他们中有些人原本具备的经济实力并未因之而明显受损，他们一辈子积攒下来的财富积蓄，对于其子女而言，仍可为其提供一定的经济支持。如此这般，也可以让其成年子女在照护失能老人的同时，仍能够得到一定的经济补偿，以填补其自身生计的显见损失，从而可以缓解一些照护者因长期居家照护而带来的社会经济压力和心理焦虑困境。

第二节　代际支持下的家庭赡养功能发挥状况

家庭是构成社会的核心单元和关键细胞，促进家庭赡养功能的有效发挥，对于我国积极应对人口老龄化所带来的社会养老负担具有重要的实践价值和战略意义。家庭从产生之初就被赋予了多种功能，抚养和赡养是其中最基本的功能。父慈子孝、代际互助是人类在家庭关系上的理想信念与价值取向。家庭养老是唯一能够同时满足老年人经济、照护与精神慰藉需求的养老方式，家庭养老的养老功能全面且符合老年人的心理偏爱与预期，有着其他养老方式无法比拟的优越性②。但与此同时，我

---

① 李丽晴.中国老年人健康脆弱性的测度及分解［D］.武汉：武汉大学，2020：53.
② 吴飞.代际支持失衡背景下社会化居家养老模式设计［M］.北京：中国经济出版社，2022：45.

国家庭养老功能正呈现出逐渐弱化之势，这已经成为多数研究者的共识，得出这一结论大都是由于同住子女构成的家庭规模的缩小和代际居住的分离。从人口队列上来看，目前的老年人口主要是出生于20世纪60年代初期及其之前的人口，他们中的多数人在成年后经历了特定时期的计划生育和独生子女政策，家庭规模呈现出小型化和核心化的特点。而家庭规模的不断缩小，会影响其子女承担健康风险的能力和分担老年人居家照护的责任。

一、代际支持下的家庭照护资源情况

在通常情况下，家庭照护资源可以分为生活照料、精神慰藉与经济支持3个维度。子代对亲代的养老支持是家庭代际交换自下而上流动的表现形式。霍曼斯等社会交换主义者认为，代际支持是子女对于自己年幼时父母养育之恩的一种报答，通常以经济性、情感性、劳务性等形式来回报父母。克劳斯等对代际支持的内容和表现形式进行分析指出，代际支持主要表现为4个层面：信息支持、实际性/切实性的帮助、情感支持、混合性/整体性支持①。代际支持的控制力与协商理论认为，父母从子女处获得支持的程度与其自身的资源拥有情况和对资源的控制有关。现有研究已证实，老年人自身的经济资源是影响子代对亲代的代际支持的重要因素②。代际支持的互助理论认为，家庭成员在遭遇风险或需要帮助时，代际间会互相提供帮助，父母的实际需求是子代提供养老支持的"拉动力"③。代际支持合作群体理论认为，子代的经济状况也是影响子代对亲代

---

① 吴飞.代际支持失衡背景下社会化居家养老模式设计［M］.北京：中国经济出版社，2022：22.
② 宋宝安.农村失能老人生活样态与养老服务选择意愿研究：基于东北农村的调查［J］.兰州学刊，2016（2）：137–143.
③ 赵怀娟.城市失能老人的资源禀赋与家庭照护质量的关系［J］.中国卫生事业管理，2013，30（9）：711–714.

养老支持的重要方面[①]。另外，亦有研究发现，当前城乡代际失衡的现象并不能简单地归因为"孝道衰落"，而更多的是由于社会结构性压力在家庭中的呈现，以及青年人普遍面临的社会压力向父母的转嫁，比如是否与父母同住和与父母的居住距离对子女的赡养行为有着重要影响[②]。老年人与子女的亲疏程度，虽然不直接反映代与代之间的交换，但它却对代际交换的发生和存续有着根本影响[③]。对于此，政府及有关部门必须重视家庭养老功能的积极发挥，在巩固家庭养老基础性地位的同时，注重通过相应政策设计激发子女间优势互补、合作分工的赡养行为，尤其是不能仅仅将视野局限在同住子女范围内，必须将非同住子女也一并纳入赡养职责承担范围，并将其作为政策激励对象，积极为非同住子女的赡养行为开创便捷条件。而对于那些把同住和非同住子女均考虑在内后，仍然存在养老资源缺口的老年人，政府和社会应给予更多的切实支持和多方帮扶。另外，在区域分布方面，当前最重要的仍然是农村地区老年人的养老问题，尤其是在他们的生活照料和精神慰藉方面，必须加快农村社会化养老体系的发展[④]。本研究在实地调研中发现，相较于城市地区的失能老人而言，农村地区的失能老人的整体健康状况更加不容乐观，他们的家庭经济状况和医疗卫生服务可及性更差。但是，在个人深入访谈中，农村地区的失能老人对于日常生活照料和精神慰藉等，却没有表达出自己强烈的利益诉求，更多的却仅仅是希望能够得到政府部门的失能补贴等直接的经济帮扶。

　　子女对父母的经济支持、日常照料、精神慰藉是老龄道德关怀的血

---

①　王长青，毛鹏远，陈娜，等.医养结合资源的多重整合［J］.学海，2016（6）：43-47.

②　熊吉峰.在生计与照护之间：农村失能老人家庭照护者的社会支持研究［M］.北京：中国社会科学出版社，2019：35.

③　李春华，吴望春.代际互动对老年人死亡风险的影响：基于CLHLS 2002～2014年数据［J］.人口学刊，2017，39（3）：78-87.

④　王朋岗.直系组家庭视角下家庭养老资源供需缺口评价与风险人群识别研究［J］.人口与发展，2019，25（5）：2-9+49.

缘根基,"互联网+"为家庭孝养提供了一种跨越时空的代际伦理互动新模式。在不同国家和文化中,获得朋友和家人的支持,对老年人来说都至关重要。无论是在发达国家,还是在发展中国家,基于亲情互动和社会伦理关怀的居家健康养老服务,在化解老龄健康风险和促进社会的健康公平方面都起着不可替代的作用①。本研究在实地调研中发现,居家养老和家庭照护的有机融合,才能给予失能老人真正意义上的生存安全感、舒适感和幸福感。另外,在照顾失能老人的过程中,家庭成员之间并非只是简单的任务分工,还应该存在不同程度的亲情互动和代际互助,以充分消解居家照护环境下健康风险因素对失能老人造成的继发影响。

由于失能老人特殊的身体功能状态,使得失能老人的生活自主性和活动范围都受到不同程度的限制。长此以往,其身体机能日渐下降、各类脏器器官功能逐渐退化,心理状态也会受到极大程度的影响。文献表明,较多的失能老人一方面承受着现有疾病的困扰;另一方面,还担心自己会成为家庭成员的负担和累赘,其自信心和自尊心均会受到伤害,内心有着强烈的孤独感②。对于他们来说,此类负面情绪的长期积累,会导致失能老人的身心健康日益受损,进而也会增加家庭成员和当前社会的经济负担与照护成本。

德国古典理性主义哲学创始人康德在其所提出的义务论中认为,有一种事物可以说它本身是善的,即善的意愿,意愿为我们的行动指明方向,并指导我们的行为方式。但是,怎样才能把一个意愿变成一个"善的意愿"呢?当一个意愿纯粹是为了义务而行动时,它就变成了善。义务论侧重的是道德行为动机,不是注重行为的后果,而是诉诸一定的行为规则、规范及标准,其理论的核心是义务和责任。在进行道德评价和道

① 刘喜珍.老龄健康风险的特征、来源及其伦理规制 [J].医学与哲学,2019,40 (23):25-28.

② 陈娜,王长青.失能老人与医养结合养老模式的匹配关系 [J].中国老年学杂志,2019,39 (7):1758-1763.

德决策时，强调履行义务和责任，强调善的动机，主张人与人之间的"平等"。遵循义务论的推理思路，一个伦理社会应当关注的是对社会中处于最不利地位的公民提供照顾和支持，因为他们是最不能维护自己利益的人①②。基于此，对于失能老人而言，他们正是处于社会中最不利地位的公民，属于一类较为特殊的群体，社会公众应该对其予以特别的关注，尤其是作为家庭照护者，理应遵循善的动机去付诸行动，他们有责任也有义务在居家照护中帮助失能老人维持基本的日常生活，并获得起码的情感慰藉，尽力让其能够相对舒适地安度晚年。

陈娜等通过对中国老年健康影响因素跟踪调查的数据分析显示，在我国失能老人的实际照护主体中，目前仍然是以其子女和配偶为主，但随着其失能程度的上升，依靠社会服务的比重显著上升。研究显示，失能老人照护主体的首选为子女，这似乎和通常认知的"少年夫妻老来伴"存在一定的冲突③。究其缘由，失能老人未把配偶作为照护服务主体的首选，多是基于客观现实情况，部分失能老人的伴侣因自身增龄所致的健康状况也让人堪忧，甚至有一些失能老人已经处于丧偶状态。而且随着他们失能程度的不断上升，其理想的照护主体为配偶的比例显著下降，依靠子女来进行照护的比例却呈现出显著上升的趋势。此外，将失能老人理想的照护者与实际的照护者群体进行比较分析后显示，子女真正能够提供照护服务的比例比父母期待的比例要低，这和当代社会快速发展的压力以及家庭结构小型化的特点存在相关性。可以推测，随着独生子女家庭的老人逐步进入老龄化，这一差距将越来越大，因此亟须多元化的服务供给主体。鉴于此，一方面，亟须转变失能老人尤其是农村地区

———————

① Kant I. Foundations of the Metaphysics of Morals, trans. Lewis White Beck；the Doctrine of Virtue [M]. Philadelphia：University of Pennsylvania Press，1964，127.

② 伊曼努尔·康德.道德形而上学 [M].张荣，李秋零，译.北京：中国人民大学出版社，2007：51-55.

③ 陈娜，邓敏，王长青.我国失能老人居家养老服务供给主体研究 [J].医学与社会，2020，33（7）：46-49+77.

失能老人"养儿防老"的固有观念，适时推动社会化养老服务体系建设与完善的进程；另一方面，不断提升农村地区失能老人的养老和医疗保障水平，让老年人不再由于经济因素而放弃社会化的养老服务。在确有经济保障的前提下，结合老年人自身观念的转变，才能增强"老有所养、老有所医"的信心，以实现城乡养老服务供给水平的均衡化发展[①]。本研究在实地调研中发现，对于多数失能老人而言，由于其置身于多病共存的现实困境，"老有所医"的需求显得尤为迫切。部分失能老人受限于其自身所在家庭的经济状况，虽然他们的医疗卫生服务需求非常强烈，但是，他们仍然会选择隐藏或压抑自己的切实需求，导致身体每况愈下，甚至最终陷入无法救治的尴尬境地。

二、代际互动下家庭照护者所需的社会支持

（一）失能老人的家庭照护者可以获得的社会支持情况

本研究在实地调研中，采用国内学者肖水源编制的社会支持量表（SSRS），该量表共计10个条目，主要包括3个维度，即客观支持3条、主观支持4条和对社会支持的利用度3条。其中，客观支持维度主要是指单位、同事、好友、家庭、亲戚给予的物质支持情况；主观支持维度主要是指个人对在社会中受尊重、被理解的情感体验和满意的程度；个体对社会支持的利用度主要是指个体对别人的帮助是采取拒绝的态度，还是保持接受的态度。该量表的总体评分即为10个条目的计分之和[②]，其中，客观支持评分为2、6、7三个条目的评分之和；主观支持评分为1、3、4、5四个条目的评分之和；个体对社会支持的利用度评分为8、9、10三

① 陈娜，邓敏，王长青.我国失能老人居家养老服务供给主体研究［J］.医学与社会，2020，33（7）：46-49+77.
② 赵梅桂，汪文新，唐瑛，等.深圳市宝安区结核病人社会支持评定量表测试结果分析［J］.临床肺科杂志，2015，20（12）：2159-2163.

个条目的评分之和。

表5-1 实地调研的失能老人家庭照护者可以获得的社会支持评定量表得分情况

评价维度	平均分	95% 的置信区间
客观支持	9.61	（9.01，10.22）
主观支持	19.22	（18.34，20.10）
对社会支持的利用度	5.73	（5.30，6.16）
总分	34.56	（33.09，36.04）

如表5-1所示，本研究实地调研的118位失能老人的家庭照顾者，所获得的社会支持的平均得分情况为：客观支持得分为9.61分，主观支持得分为19.22分，个体对社会支持的利用度平均得分为5.73分，总分为34.56分[①]。研究提示，失能老人的家庭照护者的社会支持状况总体偏低，数据分析结果表明，他们在现实境况下仍未能得到较为满意的社会支持，导致部分照护者陷入生存困境之中，亟须引起相关部门的适度重视和社会公众的及时关注。

（二）家庭照护者在居家照顾失能老人时面临的主要困难

表5-2 家庭照护者在居家照顾失能老人时面临的主要困难

面临的主要困难	人次	顺位
照护老人与自身工作时间冲突	40	5
缺乏专业的照护知识	51	2
家庭成员间责任分担不均	13	8
与老人沟通有困难	50	3
照护服务强度大	95	1
缺少社会力量支持	29	7
经济压力大	41	4
心理压力大	37	6
其他	7	9

关于家庭照护者目前在为失能老人提供居家照护服务过程中面临的困难，如表5-2所示，他们的反馈主要有：照护服务强度大（95人次）、

---

① 张如意.北京市失能老人居家照护多元主体的健康责任研究［D］.北京：首都医科大学，2022：52-53.

缺乏专业的照护知识（51人次）、与老人沟通有困难（50人次）、经济压力大（41人次）、与自身工作时间冲突（40人次）、心理压力大（37人次）等①。本研究在实地访谈中发现，很多家属表示目前面临自己也已经高龄、体力不支的情形；还有的家属提到"一人失能、全家拉垮"。由此可见，在家属看来，失能老人给整个家庭带来了较大的经济及心理负担，甚至少数家庭达到不堪重负的窘境。在家庭可以获得的社会支持较为有限的前提下，究竟由谁来助其渡过难关，应激发多元主体的积极思考。

（三）家庭照护者认为可以减轻其居家照护负担的方式

表5-3　家庭照护者认为减轻照护负担的方式

可以减轻照护负担的方式	人次	顺位
护工、保姆替代	56	2
向亲朋好友倾诉	53	3
寻找专业照护机构	16	5
寻求专业心理帮助	11	6
借助药物支持（抗抑郁、安眠等）	1	8
社会福利或志愿者帮助	41	4
政府经济补贴	87	1
其他	7	7

从家庭照护者的视角来看，可以减轻其照护负担的有效方式主要包括（详见表5-3）：政府经济补贴（87人次）、护工或保姆替代（56人次）、向亲朋好友倾诉（53人次）、社会福利或志愿者帮助（41人次）等。研究发现，现阶段失能老人的家庭照护者对于各级政府的经济帮扶仍然持有较高的期待。与此同时，他们也希望在家庭经济能力可以承受的范围下，选择雇用护工或者保姆等，如此能够帮助其减轻个人照护负担。另外，他们还把向亲朋好友进行必要的倾诉，将此视为可以协助其心理减压的一种有效渠道。

---

① 张如意.北京市失能老人居家照护多元主体的健康责任研究［D］.北京：首都医科大学，2022.

当前我国仍处于"未富先老"以及"未备先老"的社会背景下，家庭作为整个社会的基本细胞，还面临着发展经济与养育后代等多种责任。家庭照护与家庭生计之间的这一矛盾，将长期困扰我国广大家庭[①]。这种矛盾也将导致家庭照护者在个人责任、家庭责任和社会责任三者之间，犹疑不决、踟蹰不前。基于效用理论的利益最大化原则，如若妥善处理好不同责任之间相对复杂的利益关系，让每一类责任主体的照护功能得以适度发挥并自觉彰显，无疑会改善失能老人的晚年生活状况和健康生存质量。

在人口老龄化、高龄化快速推进，社会化养老服务体系尚不健全的现实背景下，可以预计未来很长一段时间内，家庭成员尤其是成年子女仍然还会是失能老人照护资源的主要提供者。但是，随着人均预期寿命的不断增长，直接导致了不同代与代之间共同生活时间的延长，以及由此衍生的代际照护与支持关系的延长。由于长期照护的特殊性，使得子女需要持续花费时间、金钱和精力来照护丧失自理能力的父母。资源的耗用、沉没的时间成本以及代际双方均会存在一定的心理压力，使得照护关系具有明显的脆弱性。在长期的居家照护服务中，可能会出现不同程度的子女缺位或者照护质量下降的状况。因而在传统的"家庭支持"面临较大压力的情况下，应该从"家庭支持"向"支持家庭"的路径转变。从收入支持、喘息支持以及精神支持等多个维度，针对家庭照护者制定相应的支持政策，从而使得子女等家庭照护者能够更好地发挥作用[②]。基于此，对于失能老人的家庭照护者而言，多元主体共同参与且有效协作，各司其职、各尽其责，给予家庭照护者一定的经费、时间、资源、心理等多个层面的社会支持，有助于缓解其沉重的照护负担和经济压力，有

① 熊吉峰.在生计与照护之间：农村失能老人家庭照护者的社会支持研究［M］.北京：中国社会科学出版社，2019：3-5.
② 陈宁.失能老人照料贫困现状、致因与对策［M］.北京：社会科学文献出版社，2021：163.

利于推进其继续从事居家照护服务的意愿和动力，也有利于改善失能老人的家庭关系以及提升其亲情凝聚力，而这些对处于长期居家状态下的失能老人来说，更是显得弥足珍贵。

第六章　社会参与对于失能老人身心健康的影响

　　2002年，联合国基于"独立、参与、尊严、照料和自我实现"原则，提出积极老龄化的政策框架，强调老年人应积极主动地参与社会、经济、文化、宗教和公共事务，使其自身健康、参与和保障达到最佳状态。既往通常存在的社会偏见认为，随着个体生物年龄的增长，其能力必然会下降，取而代之的是基于能力基础来评价个体的才能。积极老龄化战略正是打破这种以生理年龄作为判断依据来界定个体能力的偏见。随着世界各国已经或逐步进入老龄化社会，应用积极老龄化理论来解决人口及发展问题已成全球共识。世界卫生组织认为，积极老龄化包括健康、参与和保障3个维度，其中，健康是指生理、心理和社会适应的完美状态，参与是指参与劳动、社会、经济、文化、精神和公共事务等活动，保障是指老年人的收入保障、良好的物理和社会环境、有尊严地工作等。因此，基于健康、参与和保障3个维度，在全社会大力弘扬积极老龄观，有助于促进老年人的身心健康和老年群体精神面貌的整体改观。

　　健康老龄化强调关口前移和主动健康，是践行积极老龄观的必由之路和必要条件。积极老龄观和健康老龄化相辅相成，科学老龄观、主动老龄观、有为老龄观等构成积极老龄观的核心内涵。2020年，积极应对人口老龄化已正式上升为我国的国家战略。2022年3月，国家卫生健康委员会等15部门联合颁发《"十四五"健康老龄化规划》，提出的核心目标是：到 2025 年，老年健康服务资源配置更加合理，综合连续、覆盖城乡的老年健康服务体系基本建立，老年健康保障制度更加健全，老年人健康生活的社会环境更加友善，老年人健康需求得到更好满足，老年人健康水平不断提升，健康预期寿命不断延长。"十四五"时期是我国积极应对人口老龄化的重要窗口期，其核心任务主要是提高老年人的主动健康能力，建立综合连续的老年健康服务体系，促进健康老龄化进入新的发展阶段。

对于失能老人群体而言，虽然其健康状况已不同程度地受损，但是仍然可以尝试鼓励其秉持积极老龄观的生存理念，恢复主动健康意识，避免健康状况的进一步恶化。多元主体各负其责，共同激发失能老人适度的社会参与意识，避免其智力和体力的快速退化，这既是响应国家健康老龄化和积极老龄观的时代号召，也是全面提升失能老人的健康素养、延长其健康预期寿命的有效途径。

第一节　失能老人社会参与意识的适度激发

一、积极为失能老人创建老年友好型社区

2005 年，世界卫生组织为了促进积极老龄化的实现，在全球 33 个城市启动的老年友好城市项目的政策文件中，首次提出"老年友好型社区"这一发展理念。世界卫生组织于 2007 年 11 月在其发表的《全球关爱老人城市指南》（Global Age-Friendly Cities：A Guide）中，将老年友好型社区明确界定为："通过提供健康护理、社会参与和安全服务来提高老年人生

活质量，并鼓励实现积极老龄化的社区。"①②③2020年12月，国家卫生健康委、全国老龄办发布《关于开展示范性全国老年友好型社区创建工作的通知》（国卫老龄发〔2020〕23号）要求："提升社区服务能力和水平，更好地满足老年人在居住环境、日常出行、健康服务、养老服务、社会参与、精神文化生活等方面的需要，探索建立老年友好型社区创建工作模式和长效机制，切实增强老年人的获得感、幸福感、安全感。到2025年，在全国建成5000个示范性城乡老年友好型社区，到2035年，全国城乡实现老年友好型社区全覆盖。"老年友好型社区这一新型发展理念的提出，表明国家对于社区居家养老服务体系的建设开始予以高度关注，这也是贯彻落实健康中国发展战略、坚持以人为本原则在社区层面的具体践行。与此同时，国家卫健委及全国老龄办结合我国各地城镇和农村地区的不同区域特点，分别制定了针对性的老年友好型社区评分细则，以推进各地老年友好型社区的全面创建，致力于形成积极老龄化的老年友好型社区，以提升老年人的社会参与积极性以及老年人的生活质量。对此，失能老人同样也可成为其中特定的获益群体。

基于境遇伦理视角，任何生命都并非一个孤立的存在，人的生命过程是一个不断面临或进行道德选择的过程，在不断与他人、与社会、与自然互动的过程中，必定存在各种各样的行为选择。因为个体在群体中才能体现出意义和价值。每一个个体都能发挥自己应有的力量并奉献给人类群体，如此社会才能发展和进步，个体的存在才会更有价值和意义④。对于失能老人而言，鼓励其适度地参与社区活动，促进其建立适宜

① WHO. Global Age-Friendly Cities: A Guide [M]. Geneva, Switzerland: World Health Organization Press, 2007: 9.

② Menec V H. Conceptualizing Social Connectivity in the Context of Age-Friendly Communities [J]. Journal of Housing for the Elderly, 2017, 31 (2): 99–116.

③ World Health Organization. Age-friendly world (2020) [EB/OL]. https://extranet.who.int/agefriendlyworld/who-network/.

④ 邵永生. 境遇论在生命伦理学的应用研究 [M]. 北京: 中国社会科学出版社, 2018: 180.

的人际关系网络，甚至积极发挥生命的余热，这样才能让其仍可体会到生命晚期的意义和自身尚存的社会价值。

社会公益论强调，以社会公众利益为原则，使社会公益与个人利益相统一，从社会和全人类的长远利益出发，公正合理地解决人际活动或资源分配中出现的各种利益和矛盾。老年友好型社区的建设，在一定程度上也是符合社会公益论"为社会公众利益"考虑的价值定位和发展趋向的，既有利于当下的老年社区居民，也有利于将来的老年社区居民的共同生活和长期居住。对于失能老人而言，虽然其长期生活居住在自己的家庭环境中，但是其所在的社区仍是其获得外界支持的主要渠道，也是其与外界接触频率最高的社会公共场所和人际交往窗口。老年友好型社区的创建，通过挖掘社区内老年世代和年轻世代各自的资源优势和潜在价值，以期在老少同乐的人际互动中打破社区养老困境，弥补现有社区医养服务资源的不足，使社区更具融入性和包容度。因此，在老年友好型社区的创建进程中，可以在丰富社区有形的物质资源的同时，多角度地去改善社区的文化活动氛围，吸引并鼓励失能老人在家庭照护者的协助下渐渐走出家庭、融入社区，以便于更好地满足失能老人在居住环境、日常出行、健康服务、养老服务、社会参与、精神文化生活等方面的切实需要，从而真正增强失能老人在社区生活的获得感、幸福感和安全感。通过老年友好型社区的积极创建，以期让失能老人的社区生活环境更加舒适宜居，让其所在社区的代际氛围更加友好融洽，这无论是对于失能老人本身还是对于其他社区成员而言，都是一种生态利好。

二、拓展延伸失能老人的社会支持网络

近年来，国家将健康老龄化置于战略位置，强调提供和营造有利于老年健康的社会支持和生活环境。在应对人口老龄化问题上，不仅要保

障老年群体的身心健康发展，更要关注老年群体在暮年阶段的社会参与程度及其对现阶段生活质量的满意程度。社会支持被认为是影响老年人生活满意度与生活质量的重要因素之一，社会支持主要是指社会成员在遭遇困难和危机时，由其日常所维系的社会网络提供的物质、精神和能力等各种类型的支持。社会支持对维持老年人的健康水平发挥着积极的影响，既可以通过物质、情感、信息等资源在老年个体的日常生活中发挥增益作用，还可以缓冲个体面对压力或其他应激源时的不利影响，被视为维护老年人健康相对稳定的机制。对于失能老人而言，必需且稳定的社会支持，无论是对其自身，还是对其家庭，都会发挥重要的压力缓冲和精神激励作用。

在为失能老人创建社区支持网络方面，政府可以积极发挥其责任主体的顶层设计和价值引领作用，完善失能老人的健康保障制度、重视失能老人的精神情感支持、营造良性互动的社会环境。政府可以通过加大对失能老人所在家庭的政策支持力度，营造良好的社会氛围以带动多元主体的积极参与，完善多角度的社会支持网络。在拓展失能老人的社交网络的同时，增加外界资源对失能老人群体的社会支持水平，帮助失能老人获得来自家庭、朋友及其他人的精神支持和物质帮助，以缓解失能老人的不良情绪，增强其社会适应能力，提升其生活满意度及健康生命质量。另外，政府应借助相关部门的科普宣传、健康教育、知识推广和行动示范，增强全社会的健康养老认知，转变不合时宜的社会观念和政策理念，营造有利于老年健康的社会支持和生活环境。倡导失能老人个体和家庭照护者的积极参与，共同构建老年友好型社会，通过为失能老人提供尽可能好的社区生活和居住环境，保障失能老人"老有所养""老有所乐""病有所医""居有所护"，增进和维护失能老人的晚年健康生活福祉。

三、适度改善失能老人的主动健康能力

2017年至2021年，世界卫生组织多份行动指南均倡导以社区为核心促进内在能力发展和维持的健康老龄化新理念，引导老年人将"维护机体功能，保持自主生活能力"作为健康目标，激活个体身心能力，强调老年人和社区的主动协同发展。内在能力作为健康老龄化的重要影响因素，医护人员应提高对老年人内在能力的重视程度，探索合理的健康管理模式，延缓老年人内在能力的衰退[1][2]。对此，如何维持失能老人的身体状况相对稳定，避免其急性症状的加重，关键在于维持失能老人的内在能力（包括体力和脑力），让失能老人尽可能地在其所生活的社区范围内参与一些躯体运动和社交活动，维持其良好的认知功能，避免出现焦虑或抑郁情绪，促使其视力、听力能够配合基本的日常生活活动。对于高龄、罹患多种疾病、衰弱、日常生活活动能力出现明显下降的失能老人，可通过老年综合评估筛查其可逆性问题并对症施策，以帮助失能老人恢复基本的正常生活。

政府及有关部门应在全社会树立积极老龄观，强化群体健康教育，提高老年人的主动健康能力，拓展老年健康教育内容，形成多元化的老年健康教育服务供给格局。引导老年人树立"自己是健康第一责任人"的主动意识，强化"家庭是健康第一道关口"的家庭观念，促使失能老人及其家庭成员践行规律健康的生活方式。普及营养膳食、运动健身、疾病预防、合理用药、康复护理、应急救助、心理健康、生命教育等老年健康知识，宣传维护老年人运动功能、感官功能和认知功能的预防措

① World Health Organization. Integrated care for older people: guidelines on community-level interventions to manage declines in intrinsic capacity（2017）[EB/OL]. https://apps.who.int/iris/handle/10665/258981.

② World Health Organization. Regional action plan on healthy ageing in the Western Pacific（2021）[EB/OL]. https://apps.who.int/iris/handle/10665/342683.

施，努力提升失能老人的健康信息知晓率和健康素养水平，以期全面改善失能老人的生存状况。

在社会化居家养老服务中，社区作为中心枢纽，其作用日益凸显。社区通过整合服务主体与服务对象的相关信息，结合辖区内居家老人的实际状况与服务需求，参考多元主体的优势与福利供给条件，对老人及其家庭及时传递获取事前预防性与事后补救性养老服务信息[①]。对此，以失能老人所在的社区为中心枢纽，基于社区平台统筹社区内以及社区外方便可及的不同社会资源，根据失能老人的服务需求和多元主体的服务供给能力，进行纵向和横向整合，调动多元主体的积极参与，为失能老人提供及时有效的居家照护服务，既可以提升服务效率和服务质量，也可以节约相对有限的社会资源，实现资源利用效能的最优化。

新的健康老龄化理念强调生命历程中个体与环境的互动并重视健康功能的发挥，尊重老年人口的既往社会贡献，构建养老、敬老、孝老的家庭和社会环境；重视家庭老年人口的劳动价值，多措并举合理利用老年人口资源。在健康老龄化视域下，政府及有关部门应全面赋能社会综合养老服务体系，并着力打造社会化的养老责任共同体，围绕个人、家庭和社会3个层面，进行"自我康养、家庭康养和社会康养"三大支柱体系的联动建设。在这三大养老支柱体系中，自我养老凸显的是主体能动性作用，家庭养老体现的是基础保障性作用，社会养老发挥的则是环境支撑性作用。针对失能老人而言，他们的自我康养能力已经呈现出日益衰退之势，因而家庭养老需求更为凸显，但在这其中仍需获得足够的社会支持。唯有这三大支柱体系形成多元合力或三足鼎立之势，才能有效推动失能老人居家照护服务模式的真正落地和可持续性运转。

---

① 吴飞.代际支持失衡背景下社会化居家养老模式设计［M］.北京：中国经济出版社，2022：57.

第二节 社会参与对于失能老人的多重影响

一、失能老人的社会隔离和孤独生存境况

2021年，世界卫生组织发布《西太平洋区域健康老龄化行动计划》[①]，其中提到，社会隔离和孤独是老年人中的重要问题。在马来西亚一组60岁及以上人群中，约50%的人面临发生社会隔离的风险。另一组针对英国老年人的研究发现，约30%的老年人感到孤独[②]。为了改变老年人普遍存在的孤独状况，在日本，市政当局、公民志愿者和研究人员通过合作开展沙龙式的社区干预活动，为老年人提供社交聚会的机会[③]。此类沙龙活动，旨在通过提供一系列令人愉悦、放松甚至具有一些教育意义的活动，提高老年人的社区参与度和丰富老年人的日常生活，从而促进老年人的身心健康。社区沙龙主要由当地志愿者进行管理，接受市政当局的财政补助和行政支持，并努力确保个人参加沙龙的机会均等，如在大多数参与者步行可及的范围内举行活动、保持较低的参与成本等。社会沙龙在运行实践中表明，参与相关沙龙活动有助于防止老年人的身体和认知能力的下降[④][⑤]。老年人在社会活动的积极参与过程中，也会降低他们的社会隔离和孤独感。基于生命伦理学的公正原则而言，老年人可以机会均等地参

① World Health Organization. Regional action plan on healthy ageing in the Western Pacific [R]. Switzerland: WHO, 2021.

② Victor C R, Scambler S J, Bowling A, et al. The prevalence of, and risk factors for, loneliness in later life: a survey of older people in Great Britain [J]. Ageing and Society, 2005, 25 (6): 357-375.

③ Hirai H, Kondo K. Evaluating a care prevention program utilized community salon [J]. Q Soc Secur Res, 2010, 46: 249-263.

④ Hikichi H, Kondo K, Takeda T, et al. Social interaction and cognitive decline: Results of a 7-year community intervention [J]. Alzheimer's & Dementia (New York, NY), 2016, 3: 23-32.

⑤ Hikichi H, Kondo N, Kondo K, et al. Effect of a community intervention programme promoting social interactions on functional disability prevention for older adults: propensity score matching and instrumental variable analyses, JAGES Taketoyo study [J]. Journal of Epidemiology and Community Health, 2015, 69: 905-910.

与社会沙龙活动并享受社区公共资源，这可以促进其实现相对平等的社会人际交流，也有利于提升其在社区生活中的获得感和幸福感。

相较于普通老人而言，失能老人的社会隔离和孤独感更甚。他们在日常生活中，除了可以接触到相对固定且单一的家庭照护者外，几乎很少能够接触到家庭之外的其他社会人士。如果他们自己不能够借助网络交流平台的话，很大程度上便与外界社会失去了稳固的人际交流与密切联系。因此，通过建立老年友好型社区，在失能老人熟悉的社区生活环境中，积极拓展合适的老年集体活动，可以让家庭照护者将失能老人在适宜的时机带入并让其适度参与社区活动，让他们更多地与社区内的同龄人或者其他代际群体，进行定期接触和语言交流，这样可以降低他们的社会隔离和孤独感，有利于激发失能老人趋向退化的认知和思维能力，有利于提升他们的社区参与度和存在感，可以延缓老人失能状况的进展和失智问题的发生。

二、创建失能老人社会参与的适宜环境

2017 年，国务院印发《"十三五"国家老龄事业发展和养老体系建设规划》，明确提出，"扩大老年人社会参与。培育积极老龄观，加强老年人力资源开发，发展老年志愿服务"，鼓励老年人继续发挥余热并实现个人价值。老年人由于其身体机能的不断衰退，躯体疾病的易感性等，通常会被社会划归为特殊的群体，因而容易忽视其潜在的社会价值。对于普通状态下的老年人而言，通过综合评估技术，可以科学评估其健康状态和活动能力。对于身体状况较好的中低龄老年群体，应增加他们的社会参与和社会互动，积极发挥他们残存的社会价值。老年人在日常生活中仍坚持一定程度的社会参与，可促使老年人在社会生活和社会互动中发挥积极作用，不仅可以实现其社会价值，对其自身的健康状况也会产

生积极的影响。同时，老年人通过参与各种社会活动，与周围的社会环境和社区人群形成良性互动，可以拓展其日常生活和人际交往范围以及扩大其社会支持网络。

对于失能老人而言，因为受其特殊的身体状况所限，他们多呈现出长期卧床或深居简出的生存状态，其社会活动范围及人际交往的圈层逐渐减小，可以获得的社会支持网络也日渐缩小，因而他们的社会价值感会明显衰退。他们在无法进行更多的社会层面的人际交往的同时，如其家庭成员和他们之间的交流互动也日益稀疏或多呈现出远程在线而不在场的状态，失能老人则会逐渐陷入孤独、疏离和抑郁悲观的生存境遇之中。因此，努力为失能老人群体创造出一些适宜适用的社会接触方式和社区活动，以改善其生理、心理和社会适应状态，维持其身心健康的相对稳定水平，是生命伦理学有利原则在社会照护实践中的具体体现。

实践表明，老年人与其所在生活环境的相互作用，会直接影响其寿命与内在能力，当老年个体与其周围环境可以和谐相处时，最有可能维持其内在能力和功能发挥。对此，政府、社会及家庭应努力构建老年友好型的环境支持系统，包括居住环境、社区环境、社会环境、工作环境、教育环境、政策环境等，促进老年人自身与周围各种环境之间的良性互动。老年友好型社区的建设，可以让老年人更加方便快捷地获取社区资源，在自己熟悉的地方相对舒适地生活和自然平和地老去。对于需要进行居家照护的失能老人而言，老年友好型社区的建设，也同样有利于其获得更为方便快捷的基本医疗卫生服务和日常生活照料服务，这样可以避免让失能老人因家中无人照护而被迫选择入住养老机构后所产生的人际陌生感和与家人之间的情感疏离。

2021年11月24日，中共中央、国务院《关于加强新时代老龄工作的意见》提出："发挥老年人在家庭教育、家风传承等方面的积极作用。"老年人积累一生的生活经验和丰富阅历，对于其家庭成员和所在社区及当下社会而言，均是一笔难能可贵的无形资产和财富。对此，老年人所在的社区和家庭，应该积极创造各种有利的人际交流氛围，鼓励老年人发挥自身的余热，让其为子女或社区年轻人开展家风及家教等家庭教育，促进其优良家风的世代传承，为社会成员营造"老有所为，老有所乐"的代际互助氛围。在失能老人所生活的家庭中，同样可以鼓励其发挥自身的特有余热，让老年人利用个人一生积累的宝贵经验和社会阅历，为子女进行家风传承和孝亲敬老的人伦道德教育，让失能老人在被家庭成员妥善照护的同时，仍能发挥一些生命余热并发掘其自身存在的独特价值，消除其衣食住行方面全凭他人照护的无力感，以及被社会忘却、抛弃和家人冷眼嫌弃的负面情绪或消极感受，尽力提升其晚年生存阶段的存在感、成就感和幸福感。

2022年4月，中共北京市委、北京市人民政府《关于加强新时代首都老龄工作的实施意见》的通知中提出，"强化家庭照护老年人的支持政策。巩固家庭养老基础地位，教育引导家庭成员自觉承担家庭养老责任，主动学习老年人康复护理知识技能"。"落实好独生子女父母护理假制度，制定和完善有利于独生子女父母养老保障的制度和措施。完善失能失智老年人照护体系，制定失智老年人照护服务支持政策，推进失能老年人家庭照护者技能培训，鼓励社会资源提供'喘息服务'。向就业困难人员、零就业家庭成员提供精细化就业援助，缓解其赡养负担"。从上述政策强调的要点可见，各级政府及相关部门已关注到作为老年人的家庭照护者的知识技能培训需求、个人时间自由支配的"喘息"需求和经济支出负担的帮扶需求。对于这些不同类型的多元化需求，在失能老人的家庭照护者中表现得越来越突出，其生存困境问题更为凸显，亟须得到多方社会力量的合力扶持。

第七章 失能老人就地养老的现实可行与困境分析

第一节 失能老人就地养老的现实可行

一、就地养老的现实选择与可行条件

世界卫生组织在2015年发布的《关于老龄化与健康的全球报告》中指出[①]，老年人通常更偏爱在家里或至少是在其生活的社区里养老。这样可以让他们能够继续保持人际关系以及与社区网络的联系。就地养老的重点通常包括确保合适的、负担得起的住房，建立关爱老年人的建筑环境，并能提供有用的社会支持[②③④]。而对于失能老人来说，因其行动受限，在其居住场所附近提供便捷可及的基本医疗卫生保健服务，显得至关重要。因此，针对失能老人的卫生保健服务模式，应该优先以初级卫生保健

① World Health Organization. World report on ageing and health［R/OL］. https：//www.who.int/ageing/publications/world-report-2015/en/.

② Public housing in Singapore：residents' profile, housing satisfaction and preferences. HDB Sample Household Survey 2013［R］. Singapore：Housing and Development Board, Singapore Government；2014：85-93.

③ Keenan T A. Home and community preferences of the 45+ Population. Washington（DC）：AARP,（2010）［EB/OL］. http：//assets.aarp.org/rgcenter/general/home-community-services-10.pdf, accessed 9 June 2015.

④ Costa-Font J, Elvira D, Mascarilla-Miró O. 'Ageing in Place' ? Exploring Elderly people's housing preferences in Spain［J］. Urban Stud. 2009, 46（2）：295-316.

和以社区卫生服务为导向，包括从住院治疗转变为门诊治疗，实施更多的以家庭为基础的干预措施，提倡社区参与，建立完全整合的转诊系统[①]，从而保障失能老人社区转诊的绿色通道得以有效运行，改善其就地养老时的医疗卫生服务可及性。

　　本研究在实地调研中发现，对于绝大多数失能老人而言，就地养老已成为他们的首要选择，这主要归因于他们的日常生活高度依赖于自身家庭，同时他们也离不开多年生活其间十分熟悉的社区环境。因此，失能老人居住地附近的社区卫生服务机构，在一定程度上有力地保障了他们居家照护中的基本医疗卫生服务的可及性。目前，在北京市的各社区，社区卫生服务机构基本上均是按照政策规定的"15分钟内可及基本医疗卫生服务"的原则布局建立。社区卫生服务机构内的家庭医生服务团队与辖区内的失能老人签订家庭医生签约服务协议，定期为失能老人上门开展针对性的基本医疗护理和出诊随访服务，对其进行持续性的健康管理。因此，现阶段社区卫生服务机构及家庭医生服务团队相对可以满足失能老人居家照护的基本医疗卫生服务需求。但是，对于失能老人所存在的一些疑难杂症的复杂需求或者一些突发急症的应急处置需求等，仍需依赖于社区完善的转诊系统，将失能老人及时转至相应的专科医院进行对症治疗，待其病情稳定后再将其转至社区或居家，进行后续的维持治疗或长期护理，从而实现失能老人居家照护模式下健康管理的连续性。

---

　　① WHO. Global strategy on people-centred and integrated health services. Geneva: World Health Organization, (2015)［EB/OL］. WHO/HIS/SDS/2015.6; http://www.who.int/servicedeliverysafety/areas/people-centred-care/global-strategy/en/, accessed 9 June 2015.

二、就地养老成为失能老人的首要选择趋向

世界卫生组织在《关于老龄化与健康的全球报告》（2015）中指出，中低收入国家的卫生保健缺口导致本国老年人中功能受限发生的概率很高。因为这些地区通常缺乏甚至完全没有长期照护的基础设施，照护责任因而被转嫁到家庭成员的身上。但是，他们通常缺乏相关培训或政策支持。而其他的家庭成员，多为女性，则需要被迫放弃自己的工作[①]。本研究在实地调研中发现，家庭中的女性成员或主动或被动地承担起失能老人的居家照护责任，她们更需要得到家庭其他成员的尊重信任、包容理解，以及来自外界社会力量的支持和帮扶。与此同时，如果政府及有关部门能够适时提供一些有助于失能老人日常行走或少量活动的简易的辅助设备，则可以减轻家庭照护者体力上难以承受的负累。身体机能的衰减通常会要求老年人对其所在的生活环境作出相应的改变，包括适应目前的生活或者重新安排支持力度更大的环境。至于选择在哪里居住，老年人通常认为他们现有的家庭或社区环境有维持联系、安全和亲密的好处，并且使他们更有认同感和自主性。

制度环境有时会因其缺乏人性化而造成结构和文化障碍，阻碍社会交互作用。因此，对于不合时宜的制度环境，需进行因地制宜的改进以期更加符合人们的现实需求。在面对人口老龄化的严峻社会形势下，就地养老应该成为当前应对人口老龄化的共同政策，即无论老年人的年龄、收入或内在能力水平如何，他们均应可以拥有安全、独立、舒适地生活在自己家庭和社区的权利。现代社会观念认为，就地养老对老年人更加有利，而且可能在卫生服务支出方面也具有较大的经济优势[②]。《残疾人权

---

① World Health Organization. World report on ageing and health ［R/OL］. https：//www.who.int/ageing/publications/world-report-2015/en/.

② 同①.

利公约》于2006年12月13日由联合国大会通过，并于2007年3月30日开放供签字，它标志着人们对待残疾人的态度和方法发生了示范性转变。该公约的核心理念认为，所有功能受限者都有权居住并融入各自社区。这一理念对于失能老人而言，更意味着要维护其在社区居住和日常生活的基本权利，尊重失能老人的自主选择，创造有利于失能老人的宜住环境，此举也是符合生命伦理学的尊重原则和有利原则的精神要义。

老年人以家庭为基础，他们选择居家，或在社区根据自身需要接受来自政府、社会组织、社区、家庭成员、邻里志愿者的服务，以上门服务、社区服务为主，并以短时间的机构照护服务为补充，这种灵活多样、方便快捷、专业系统的养老服务供给方式，更符合老年人的实际需要[①]。在社会化居家养老服务模式下，政府、市场、社会等不同主体，对居家老人及其家庭提供经济、日常照料、医疗康复、文化娱乐、喘息服多等方面的综合性服务，可以减轻家中成年子女的赡养负担、心理与精神压力，促进代际关系的良性发展。就养老机构而言，虽然可以提供全天候的综合性养老服务，对于有一定自理能力的老年人而言，这种全方位、程式化、补救性服务并不一定是完全必需的，但老年人却仍要为这些高昂但不必要的服务买单，导致其所在家庭的支出明显增加。从政府层面来看，集中式养老机构需要建设老年公寓的基础设施、配套设备，提供运营补贴等，会耗费大量的人力、物力、财力。但是，在实际运行中，对机构进行高成本的投入并不一定会获得其预期的高回报。就老年人的自身意愿来看，他们对机构养老的总体性排斥导致养老机构入住率普遍偏低，存在机构床位空置和社会养老资源浪费现象。老年人居家或在社区根据自身的现实需要，选择专业性不同的服务组织的针对性服务，可以避免不必要的照护费用支出。另外，居家养老服务方式一般以上门或

① 吴飞.代际支持失衡背景下社会化居家养老模式设计［M］.北京：中国经济出版社，2022：148-150.

短时托老服务为主，运营成本以及收费较之养老机构而言相对低廉，服务获取距离较短，服务的可及性和可得性更高。因此，对于政府而言，居家养老可以避免大量重复且无效的建设投入，节约了社会总体养老资源①。在本研究的实地调研中发现，失能老人无论其家庭经济状况如何，绝大多数均表示愿意选择居家养老方式，并希望在居家照护中可以获得一些针对性的社会支持，同时对于社会化的助老或志愿服务，也表达了一定的明确诉求。

近年来，一系列新兴技术的出现，特别是那些促进交流和提升参与度的网络信息化技术手段的应用，为老年人的自主学习和安全监测提供了一些便捷机会，保证了老年人的居家生活安全，使就地养老这一目标在未来变得更加能够实现。通过建立关爱老年人的居住环境，提高老年人的独立行动能力，使他们能积极参与一些简易的基本活动，可以进一步助力就地养老目标的切实可行。然而，对于孤寡老人和卫生服务需求严重不满足以及住房条件不合适，或者街道环境不安全、缺乏社会支持的老人而言，就地养老可能并不是他们的首要选择目标。实践表明，就地养老更需要家庭照护者以及合适的医疗卫生保健服务作为必要的内部和外部支持。近年来，各地在开发辅助生活和家庭护理的新型方式方面所取得的最新进展，为老年人提供了除居家照护和养老院之外的其他诸多选择。这些选择可挖掘一些在以前社区无法执行的方式，使老年人可以生活得更加健康幸福②。因此，选择就地养老、在熟悉的地方舒适安全地走完人生旅程，将会越来越成为老年人群尤其是失能老人所青睐的一种适宜的养老方式。

---

① 吴飞.代际支持失衡背景下社会化居家养老模式设计［M］.北京：中国经济出版社，2022.

② World Health Organization. World report on ageing and health［R/OL］. https：//www.who.int/ageing/publications/world-report-2015/en/.

第二节　失能老人就地养老的困境分析

一、就地养老对于家庭照护的高度依赖

就地养老离不开家庭照护，在就地养老模式中，家庭成员通常扮演着无可替代的核心照护者的角色。家庭照护主要是指人们在家中提供照护和辅助服务，家庭照护包括照护者有偿或无偿地辅助老年人完成日常活动①。无偿照护者通常包括家庭成员或社区志愿者，他们需要牺牲可以获得经济收入的其他社会活动来担任这一角色，这可能使他们自身陷入财务不太稳定的状况。对此，建议政府及有关部门可以通过税收抵免或直接支付费用的方式为其提供相应的经济激励，以此向这些非正式照护者提供亟须的外源性社会支持。

人口老龄化和高龄化意味着人类预期寿命的延长，然而，预期寿命的延长并不等于健康生命的延长②。高龄化过程的同时，也是个体身体不断羸弱和健康不断恶化的过程，老年人的生活能力及自理能力不断下降，高龄化常常与失能化相伴并存③。从国外老年人照护领域政策发展历程来看，近现代西方家庭政策大致呈现出从"去家庭化"到"再家庭化"的演进路径④。从最初的"完全家庭化"，即完全由家庭来负责老年人的照护问题，发展为"去家庭化"，即由于家庭养老功能的衰弱，养老由"家庭化"向"机构化""社会化"转型，国家和市场开始干预老年人的照护问

① World Health Organization. World report on ageing and health [R/OL]. https：//www.who.int/ageing/publications/world–report–2015/en/.

② Crimmins E. Americans living longer, not necessarily healthier lives [J]. Population Today, 2001，29（2）：5–8.

③ 杜鹏，武超.中国老年人的生活自理能力状况与变化 [J].人口研究，2006（1）：50–56.

④ 胡湛，彭希哲，王雪辉.当前我国家庭变迁与家庭政策领域的认知误区 [J].学习与实践，2018（11）：101–108.

题；再发展至如今的"再家庭化"，即"机构化""社会化"养老虽然能部分解决老年人的照护问题，但是，仍然面临着专业的护理人力资源短缺、社区养老趋于形式化、机构服务缺少温暖等现实困境[①]。因此，在就地养老模式日趋盛行的当下，失能老人对于家庭照护服务仍然呈现出高度的依赖之势。

家庭作为养老服务供给的基础性主体单元，再加上老年人对居家养老的偏爱和对家庭成员照护与精神抚慰的依赖，完善对家庭养老的制度性激励与社会支持网络创建，促进家庭成员特别是子代对老年父母的主动赡养行为，成为社会化居家养老模式构建的首要目标[②]。在我国，家庭是失能老人照护服务供给的重要组成部分，社会支持中对于家庭的支持政策可以提升家庭的非正式照护能力[③]。来自外界切实有效的社会支持，可以为家庭成员进行一定程度的行动赋能，并且促进非正式照护逐渐规范完善，既有利于缓解政府养老的沉重负担，也有利于减轻家庭成员的长期照护压力。

二、年轻代际中养老尽孝观念的日渐式微

孝道是我国传统文化的根基，也常被视为做人的根本。《孝经》是专门阐述儒家孝道伦理思想的一部经典之作，其中指出："孝子之事亲也，居则致其敬，养则致其乐，病则致其忧，丧则致其哀，祭则致其严，五者备矣，然后能事亲。"基于此，子女不仅要满足父母的物质生活要求，更重要的是同时满足父母精神方面的要求。在日常对待父母的态度方面，

① 张思锋，唐敏，周淼.基于我国失能老人生存状况分析的养老照护体系框架研究［J］.西安交通大学学报（社会科学版），2016，36（2）：83-90.
② 吴飞.代际支持失衡背景下社会化居家养老模式设计［M］.北京：中国经济出版社，2022：55.
③ 陈宁.失能老人照料贫困现状、致因与对策［M］.北京：社会科学文献出版社，2021：160-162.

要发自内心地对父母表达真诚的敬爱，让父母在生活中保持心情愉悦，心无忧虑。诚如孟子在《孟子·尽心章句上》所言："亲亲而仁民，仁民而爱物。"孝道也是传统文化伦理道德思想的核心，从敬爱父母，进而尊敬长上，爱护人民，随之爱护万物。《孟子·离娄下》中提及："事，孰为大？事亲为大。"由此可见，事亲被儒家视为做人的至高品行，为了事亲而放弃功名利禄及个人追求也成为历代统治者推崇的道德标准。但是，"以顺位孝""以老为尊""父母在，不远游"，诸如此类以牺牲子代利益来坚持传统孝道养老的观念和要求，在如今看来，已阻碍子女追求自我价值和实现人生理想的自由，也无法适应当下的社会经济发展①。本研究在实地调研中发现，如今的年青一代已非同往昔，他们不再继续墨守成规，也不愿整日承欢膝下，而是更多地为了生计考虑，已离开家庭而远走他乡，让年迈的父母孤独地留守在寂寥的家中独自生存。在他们看来，唯有子女具备足够的经济赡养能力，才能让家中老人过上体面而有尊严的晚年生活，如此，是为孝也。

世界卫生组织在《关于老龄化与健康的全球报告》(2015)中指出，在亚太地区的诸多国家中，目前正经历着巨大的经济和工业发展以及城市化转变。同时，这些地区的家庭规模与构成已出现并将持续发生重大改变。这导致几乎所有国家都面临着两代人之间关系的变化，尤其是在中国、日本、韩国、新加坡和泰国②。亚太地区的多数人已感觉到传统的美德譬如孝道等已经发生变化，孝道包含父母与子女之间的复杂的相互情感和实际的关系与责任。尊重、顺从、忠诚和实际的支持是重要的组

---

① 吴飞.代际支持失衡背景下社会化居家养老模式设计［M］.北京：中国经济出版社，2022：44-46.

② World Health Organization. World report on ageing and health［R/OL］. https：//www.who.int/ageing/publications/world-report-2015/en/.

成部分，并会扩展到直系家庭之外，包括对祖先的敬意①②。本研究在实地调研中发现，无论是在城镇地区还是农村地区，年青一代的传统孝道观念均呈现日渐淡漠的趋势。面对当下激烈的社会竞争和生存压力，农村地区的年轻人多数会选择进城打工或在乡镇交通便利地带集体创业，而村内留守的绝大多数仅是一群已步入垂暮之年的老人和少数正在求学的儿童。留守老人的健康状况、生活水平和情感慰藉，无一不让人心存担忧。留守老人们对于成年子女一年之内寥寥数次逢年过节时的回家探望，渐渐变得习以为常并且表现出持续隐忍的消极心态。

由于一些年青一代认为，他们自己缺少尽孝的理由或能力，结果导致代际间的紧张关系逐渐加剧。小家庭的增多和因工作而移民的现象不断增加，常常意味着将会有越来越少的成年子女选择继续留在家中，以分担对家中年迈父母和祖父母的身体、情感和财务上的照护责任。这种情况有可能引发社会排斥、社会隔离、贫穷甚至虐待老人的极端现象，两代人各自的期望也变得越来越互不协调。作为对此现象的紧急应对，一些国家已经引入或完善相关法律法规，以此来强制成年子女支持、看望或照顾家中年迈的父母，尽管这种做法增加了对制度公平性和政策强制执行力的挑战，但是对于某些群体而言，如无子女，或子女移居他乡且失去联系的老年人，或离异和重组家庭中实际上并没有可以尽孝的赡养人的老年人，他们仍然存在着被忽视甚至被遗弃的社会风险。虽然在现实生活中孝道的实际表达方式正变得越来越形式多样，而不是仅仅限于提供直接的个人照护服务，但是孝道规范的社会约束力量依然强劲。当下，有越来越多的老年人及其成年子女逐渐接受了眼前的现实，直接

① Phillips D R. Overview of health and ageing issues in the Asia-Pacific region. In: Chan W, editor. Singapore's ageing population: managing healthcare and end of life decisions [M]. Abingdon, Oxford: Routledge, 2011: 13-39.

② Phillips D R, Cheng K H C. The impact of changing value systems on social inclusion: an Asia-Pacific perspective. In: Scharf T, Keating NC, editors. From exclusion to inclusion in old age [M]. Bristol: Policy Press, 2012: 109-124.

的联系被电话、语音或视频取代也是这种变化的体现。对有些人来说，定期给老年人进行财务汇款和支付看护费用，已经成为孝道的现代表达方式。此外，其他方面的变化趋势也逐渐增长，包括依靠机构照护的老年人，将个人照护、社会服务和卫生保健授权给公共领域及私人资本。在当下，仍然存在这样一群父母，他们认为成年子女能够为其支付昂贵的护理费或居家照护费用，便已是一种成功的标志①。对此，政府及有关部门有必要展开专题辨析，探讨未来如何由家庭、私立机构或公私合营部门和国家组织，来共同完成对于失能老人的就地养老和居家照护。

当前社会，人们已经意识到，过度依赖家庭照护可能并不利于老年人的健康福祉，同时也会给作为传统照护者的家庭中的女性成员带来特别沉重的身心负担。而且，有些身体健康状况尚可的老年人，仍希望可以继续工作或者自己照顾自己。一些老年人甚至因担心他们可能会成为成年子女的负累，从而选择与子女分开生活和居住。对此，研究者或者决策者应该更好地了解这些变化所造成的深远影响，以及随之带来的社会隔离现象。这些因素对于政策制定者而言，应该是至关重要的。在本次实地调研中发现，处于社会隔离之中的失能老人，他们变得更加脆弱而敏感，他们对于周围的人和所在社会甚至不再抱有太多的期待和希冀。

三、多元主体参与失能老人就地养老的协同服务困境

本研究在实地调研中，通过分层遴选样本（区卫健委、老龄委，社区卫生服务管理中心的负责人），对共计6名关键知情人进行深度访谈，了解区域卫健委、老龄办及老龄委等部门在管理实践中对于老年政策的建立与推进，而针对社区卫生服务管理中心则更多地了解其所推进的老

---

① World Health Organization. World report on ageing and health［R/OL］. https：//www.who.int/ageing/publications/world-report-2015/en/.

年人健康管理的相关内容及现存困境。综合不同管理者的观点可以发现，目前各部门在为失能老人开展服务中存在的主要困境如下：

首先，在政策制定和法律法规保障层面：①国家政策扶持力度不足，收费标准不明晰（3/6）。在个人深入访谈中管理者针对医养结合政策力度不足提出了看法，如R6反映："目前的医养结合政策倾斜力度不够，失能老人有更优先获得医疗的权利，应该由国家主导，对整个社会进行养老氛围的培养，实现多部门的协同。"访谈中管理者同时提到针对失能老人的上门服务缺乏收费标准问题，如R1反映："对于给失能老人提供上门医疗服务方面，没有明确的收费标准，且出诊费用过低，导致家庭医生不愿意上门。"②上门服务风险系数较高（3/6）。访谈中管理者谈到上门服务存在风险和责任界定问题，如R4提道："服务失能老人，风险系数较高，如果服务人员在开展服务的过程中，发生自身的服务伤害，或者给失能老人造成伤害，双方的责任很难界定。"另外，管理者认为给失能老人提供有创操作，存在一定的风险，如R3提道："有创操作风险大。"

其次，在基层卫生人力资源配置方面：专业医务人员配备不足（2/6）。访谈中管理者认为专业人员和技术力量欠缺，如R5提道："失能老人的医疗服务要求比较高，目前专业人员和专业技术服务不足。"

另外，在失能老人自身层面：①失能老人的信息化设备利用率低（2/6）。访谈中管理者认为失能老人对于信息化设备利用不足，致使服务效率低下，如R5提道："失能老人很少使用信息化工具，享受服务效率低下。"访谈中管理者R2提道："很难清楚地了解失能老人的具体需求是什么，很难为他们提供可以选择的菜单化服务。"②失能老人沟通交流能力差（2/6）。访谈中管理者认为失能老人沟通交流能力较低，如R4提道："有些失能老人不能正常交流，反应能力下降，沟通能力差。"

本研究发现，多元主体在参与失能老人的居家照护服务过程中，目前仍然存在较多的现实障碍，对于失能老人的医养结合服务政策和上门服务收费标准及服务开展过程中的风险防范等，亟须建立与完善相应的法律法规和制度保障，以充分调动家庭医生及社区养老机构的服务人员协同为失能老人开展医养结合服务的积极性。同时，也有利于保障失能老人居家照护时的服务可及性。协同是公共服务多元主体供给的必然选择。协同供给是通过异质子系统间的耦合依存、风险共担、资源与能力互补，使得不同主体之间彼此行动保持一致，从而达到有序的供给状态，以实现居家养老服务的最终价值目标。为了保证这种上下互动、网络交互的供给方式能够顺利进行，必须建立多元主体之间的信任机制、信息共享机制和协商调解机制[①]。因此，针对多元主体在参与失能老人的居家照护服务中目前所存在的沟通不畅、利益不明、动力不足、责任不清、响应不及等诸多困境，如何促进多元主体之间的信息联通、利益联动、任务协同和责任共担，是政府部门亟待解决的现实问题，唯有建立责任明晰、分工合理的多元主体间的管理体制和运行机制，才能保障居家照护服务模式的良性发展。

四、就地养老亟待技能培训辅助和多方合力扶持

就地养老是指老年人继续留在原社区，在整个老龄化的过程中保持其社会关系，这是老年群体的普遍偏好。如何实现在适宜的地方养老？实现老年人就地养老的方式较多，有时意味着让老年人仍留在原地：即继续在原有的家庭生活。对另外一些人来说，则意味着在保持与社区、朋友和家庭的重要联系的同时，搬到更安全、更适合他们需要的家中生活。无论在哪种情况下，都应该重视让老年人在适宜的地方养老。然而，

---

① 吴飞.代际支持失衡背景下社会化居家养老模式设计［M］.北京：中国经济出版社，2022：162–165.

在适宜的地方养老，需要拥有一系列广泛的服务和家人般的照护者[1]。创新性的健康辅助技术也为实现这一目标提供了助力。在韩国，于2008年建立的长期照护保险计划，包含个人需求评估，并提供了包括居家护理、家政服务、公共卫生护士、日间护理和短期居住中心等一系列服务。开展人力资源能力建设并为照护者提供支持，发展和支持可提供长期照护的有偿和无偿劳动力，以上种种正面临着诸多挑战。其中包括确保有偿或无偿照护者的充足供给，保证他们获得充分的培训和支持，且帮助他们在工作中获得公平公正的待遇[2][3]。研究表明，唯有在科学有效的激励机制和公平公正的政策保障的现实助力下，照护者才会精心提供让失能老人满意的服务。

创新性的健康辅助技术的有效应用，可以促进老年人就地养老。长期照护中使用的创新性健康辅助技术，如远程监测和护理机器人等，已引起社会各界的高度重视，它们可以促进内在能力下降的老年人的功能发挥，有利于改善失能老人及其照护者的生活质量，还可能会减少个体家庭和社会的经济支出，助力老年人就地养老心愿和目标的达成。但是，新技术在投入使用过程中，如不经过深思熟虑或者无法做到以人为本，则可能会对老年人的隐私和自主权造成一定的威胁。因此，有关部门亟待开展更多的研究，以确保创新技术的使用确实是建立在老年人或其照护者的需求和偏好之上。与此同时，还应该充分考虑到创新性技术对于老年人的隐私、自主权和社会参与度的影响，并衡量创新性技术的收益

① Morley J E. Aging in place［J］. Journal of the American Medical Directors Association，2012，13（6）：489-492.

② Baek S H，Sung E，Lee S H. The current coordinates of the Korean care regime［J］. Journal of Comparative Social Welfare，2011，27（2）：143-154.

③ Community-based social care in East and Southeast Asia. Chiang Mai，Thailand：HelpAge International，East Asia and Pacific Regional Office［EB/OL］. 2015［2015-06-17］. http：//ageingasia. org/eaprdc0019/.

及其潜在危害[1][2]。这也是顺应生命伦理学尊重原则和不伤害原则的基本要求，在尊重老年患者自主权的基础上，尽量减少对其造成不必要的伤害。对此，政策制定者、照护提供者、相关领域人员以及老年人自身，也应该被允许参与制定创新性健康辅助技术的合理应用的政策，相应技术在开发的过程中应做到可以反映终端用户的需求和偏好，政府监督部门应密切关注以确保新兴技术的公正实施。

　　所有的有偿照护者，无论其作用如何，都需具备基本的相关知识和技能，如日常锻炼、慢性疾病的监控等。相关教育不仅应包括老年人日常照护中的具体情况或健康状况的处置，还应包括对年龄歧视观念的教育，以及如何进行有效配合等。政府及专业技术机构可以综合考虑现场或在线方式，向照护者提供照护失能老人的基本技能培训和健康知识教育。培训项目应提供有关不同疾病及其预期进展、支持个人管理自身健康方法的信息。可以为照护者提供实用技能训练，譬如如何将失能老人从椅子上转移到床上，如何帮助他们进行居家洗浴等，这些均有助于为家庭照护者进行专业层面的适度赋能，也有利于改善他们对于失能老人的居家照护质量。与此同时，还应建立系统规范的长期照护项目，以促使家庭照护者能够与包括其他服务提供者在内的多学科团队，协同为失能老人开展系统化的照护服务。同时，向照护者提供以社区为基础的可用的资源信息，并向照护者逐步灌输必要的信息、观念和技能，使照护者实施以老年人为核心的照护。因此，照护者应具备广泛领域内的能力，包括协助老年人完成日常生活活动和帮助其维持内在能力，使老年人能

　　① Pot A M, Willemse B M, Horjus S. A pilot study on the use of tracking technology: feasibility, acceptability, and benefits for people in early stages of dementia and their informal caregivers [J]. Aging Ment Health, 2012, 16（1）: 127–134.

　　② Zwijsen S A, Niemeijer A R, Hertogh C M. Ethics of using assistive technology in the care for community–dwelling elderly people: an overview of the literature [J]. Aging Ment Health, 2011, 15（4）: 419–427.

够进行决策并独立自主地生活，以提升其社会存在感和价值感①。近年来，照护市场的不断壮大和日益繁荣，为失能老人及其家属在需要时提供了更多可以选择的机会。对于家庭照护者来说，虽然他们中的多数人因其作为家庭成员的责任，而不得不承担照护失能老人的义务，但他们不应成为被忽视或者被遗忘的一类群体。各方主体无论是对其给予直接的经济帮扶，还是提供照护技能的免费培训，都是对于家庭照护者切实有效的激励之举，有利于缓解其因长期照护而积累下来的负面情绪，有助于提升其从事居家照护服务的自我成就感和社会价值感。

世界卫生组织曾为痴呆患者的照护人员开发了一个名为"痴呆在线支持"的网络知识技能培训项目。技术支持手册主要包括5个模块和专项练习：痴呆症简介，如何成为照护者，为我提供照护，提供日常照护，应对行为改变。对于痴呆症等特殊的失智患者来说，他们仍需获得社会应有的关注和照护，促进其基本的活动行为的改善，以更好地应对日常生活②。对于失能患者而言，他们长期卧床，缺乏外界信息的不间断刺激和常规的社会人际交往，久而久之便会陷入智力衰退的状况，甚至会出现失能继发失智的现象，致其生活质量每况愈下。因此，在对失能老人进行日常居家照护服务过程中，家庭照护者除了提供必需的生活起居照料外，还应与失能老人针对性地进行有意义、有价值的信息沟通和人际交流，促使其进行一定的思维创建活动，努力让失能老人尽可能地跟上社会前进的步伐，甚或可以适度融入社会环境的变迁之中。

---

① World Health Organization. World report on ageing and health［R/OL］. https：//www.who.int/ageing/publications/world-report-2015/en/.

② iSupport for dementia. Training and support manual for cares of people with dementia［EB/OL］.［2020-04-14］.https：//www.who.int/mental_health/neurology/dementia/isupport_manual/en/.

第八章 有偿照护者进行失能老人居家照护的困境分析

第一节 有偿照护者对于失能老人的照护状况

一、有偿照护者为失能老人提供日间照护服务状况

根据世界卫生组织的界定，有偿照护者主要是指具有正式资格的照护者。政府及有关部门应该建立或加强专业照护人员的认证程序，以确保其能够提供长期照护服务且服务质量可靠。譬如在日本，政府建立了照护工作者的认证类别，该类别属于照护领域的国家资质认证，认证程序的内容主要包括特定疾病和预防年龄歧视等主题，以及辅助开展日常活动的能力，以支持老年人保持内在能力，赋予他们决策和自主生活的能力①。制定或采用并广泛提供照护指南，内容涵盖营养、应对具有挑战性的行为以及防止老年人受虐待等。为老年人开展的日托和短期停留服务，可以考虑在社区提供日托和暂住服务。这些服务可为老年人提供短

---

① Asian care industry professionals in Japan: become a certified care worker in Japan [EB/OL]. [2020-04-20].http://kaigoryugaku.kaiyokyo.net/en/.

期停留选择，可以与其他家庭照护服务一起使用。而且，这些服务通常可供应急使用，以减轻家庭照护者的沉重负担。日托服务可以包括协助日常生活活动和不同的社交活动等①。本研究在实地调研中发现，北京市各区域为缓解老年人的居家照护困境，近年来在社区居家养老服务方面已开展诸多实践探索，从建设社区日间照料中心到社区养老服务驿站初具规模。但调研发现，因城乡地理位置差异、经济实力差距以及医疗卫生资源分布不均等问题，导致各区社区养老服务体系建设进程各异。另外，由于老年人自身的生活环境和文化程度参差不齐，导致其对社区养老概念的认知差异以及存在多层次、多元化的养老服务需求等，因而很难充分调动他们的积极性，使其自下而上地参与社区建设。因此，在国家大力推进老年友好型社区创建的政策背景下，在大力发展社区硬件设施建设的同时，基层政府需要统筹兼顾社区文化氛围等软件环境的营造，在老年友好型社区环境中，提升老年人包括失能老人的生活质量，尊重和重视失能老人多样化的健康养老服务需求，充分保障失能老人在社区生活的各项基本权益，使其公平公正地参与社会公共事务，共享社会发展的各类资源。

本研究发现，在社区为老年人开展日间照料服务，既可以缓解在白天家庭照护者因生计问题无法照看老人的现实困境，也可以让老人在傍晚或者夜间仍然可以回归自己的家庭，享受与家人共处的温馨时光。在个人深入访谈中，有管理者建议，今后可以考虑将老年人的日间照料中心建设在幼儿园或者托儿所附近，这样有利于同时肩负照护失能老人及家中婴幼儿的年轻夫妇们，避免他们既要接送老人又要接送孩子而两地奔波地整日辛劳。因此，在老年友好型社区的创建与发展过程中，将托老与托幼纳入辖区范围内统筹兼顾，不失为一种权宜之计。

---

① World Health Organization. World report on ageing and health［R/OL］. https：//www.who.int/ageing/publications/world-report-2015/en/.

二、有偿照护者为失能老人提供长期照护服务状况

　　提供长期照护的劳动者，通常是由具备各式各样技能的人组成。目前主要存在两类群体，一类是无偿的、未经培训的、非正式看护者，他们全无外来支持，包括家庭成员、朋友和邻居。而另一类则是经过严格培训的专业照护人员，他们是有着不同培训经历、具备不同专长、社会地位和薪酬水平不同的个体。照护者绝大多数是女性，他们可以是家庭成员、邻居或提供照护和支持的朋友，或有偿照护者[①]。在老年人的居家照护中，虽然配偶提供了相当程度的支持，但在一些地方，居家照护仍有很大比例是来自有偿照护者，但其中大多数人却未曾经历规范化的培训[②]。缺乏正规教育的女性，她们从农村地区向城市迁移，通过提供看护服务以获得一定的工资，使得失能老人对这种有偿居家照护者的依赖成为可能。在本次实地研究中发现，在北京，失能老人的家庭照护者主要为无偿的非正式照护者，且以女性照护者居多，他们中的绝大多数人都没有经历过正规的照护技能培训，日常主要是为失能老人提供饮食起居等基本生活照料服务。而那些有偿照护者，即家庭雇用的照护者，在农村地区是极为罕见的，因为农村家庭通常无力支付雇用者的固定薪酬。在城镇，雇用的家庭照护者仍保持在一定的数量比例，主要是因为失能老人的成年子女在外地或者境外上班或定居，或者即使他们本人也身居北京，但却因日常工作的繁忙而无法兼顾家中失能老人的长期照护，所以，部分家庭只能选择雇用照护者的方式来代为看管。而在这种方式的现实影响下，导致子女必须拼命工作获取薪酬以支付家中雇用的照护者的费用，因而常常无法返家探视老人，只能采取远程问候、在线照护的

　　① Survey of Health, Ageing and Retirement in Europe（SHARE）[EB/OL].[2015-07-27]. http://www.share-project.org/home0/wave-4.html.
　　② World Health Organization. World report on ageing and health [R/OL]. https://www.who.int/ageing/publications/world-report-2015/en/.

形式。

随着各地社会经济的飞速发展，越来越多的女性成为有偿照护的提供者，无偿的非正式照护者已经不再具有可持续性和可推广性。在一些国家，由于对提供长期照护持有消极看法，使得招募有偿照护者变得极为不易。这可能反映了社会文化环境中对老年人仍然存在的偏见与歧视，他们倾向于认为长期看护等同于身处恶劣的工作条件，或与照护服务相应的低社会地位[1]。目前，非正式照护很少被纳入长期照护的成本评估，进行照护的家庭成员被迫放弃接受教育和获取收入的机会，发挥无偿照护作用的家庭成员在维持自身工作或参加其他能够赚取收入的活动时，常常会面临巨大的挑战。由此可见，所有的长期照护，甚至是由家庭成员提供的无偿照护，实际上都是具有一定代价的。人们将不可避免地需要以这样或那样的形式，来为照护服务买单。因此，政府及有关部门需要探讨的核心的政策问题是，如何让这些支出由全社会进行合理的分担。譬如在西班牙，接受照护者会直接得到津贴，帮助其安排家庭成员在家中对自己进行照顾[2]。这种方法可能会有利于提高老年人的自我选择和自我决定能力，强化他们的自主权。但在实际操作中，这种方法却又常常会面临一定的挑战，对于存在认知损伤或教育程度不高的失能老人来说，尤其如此。

① The long-term care workforce: can the crisis be fixed? Problems, causes and options [EB/OL]. [2015-06-17].http://www.leadingage.org/uploadedFiles/Content/About/Center_for_Applied_Research/Center_for_Applied_Research_Initiatives/LTC_Workforce_Commission_Report.

② Colombo F, Llena-Nozal A, Mercier J, et al. Help wanted? Providing and paying for long-term care [M]. Paris: OECD Publishing, 2011: 53-59.

第二节　有偿照护者长期照护服务中的困境分析

一、长期照护模式下的供需服务脱节现象

目前对于照护质量的重大威胁主要来自照护者相对过时的思想和工作方式，他们常常只注重使老年人维持活着的状态，而不是帮助老年人过上有尊严的生活并维持其内在能力。在这种服务模式下，老年人可能被视为被动的照护服务接受者，导致照护服务被建立在服务提供者的需求而不是老年人自身的需求和喜好之上。有偿照护服务有时可能仅集中于满足老年人的基本生活需求，如穿衣和洗澡等，而无法实现其更广阔的目标，即确保老年人的福祉、过有意义的生活和感觉获得尊重等[1]。如何保证长期照护服务的有效供给？可以在多个领域采取行动优化供给。其中，首要措施是提高照护者的工资和福利，此举也被证实有助于招募和留住有偿照护者。另外一个重要的措施即是改善照护者的服务环境与工作条件，如提供培训、职业发展机会、合适的工作量、灵活的工作时间和赋予其有意义的决策权等[2][3]。基于此，对于失能老人的有偿照顾者而言，除了建立必要的监督与约束机制，还应有适宜的培训和激励机制，以激发其在照护服务中的履责意识，并充分调动其为失能老人提供照护服务的积极性和主动性。

---

　① Adressing dementia: the OECD response [M] . Paris: OECD Publishing, 2015: 75–79.

　② Hussein S, Manthorpe J. An international review of the long–term care workforce: policies and shortages [J] . Journal of Aging & Social Policy, 2005, 17（4）: 75–94.

　③ Westermann C, Kozak A, Harling M, et al. Burnout intervention studies for inpatient elderly care nursing staff: systematic literature review [J] . Int J Nurs Stud, 2014, 51（1）: 63–71.

二、有偿照护服务提供中的约束机制欠缺

在本次实地调研中发现，目前在北京对于失能老人的居家照护中所涉及的有偿照护者，绝大多数为失能老人的家庭成员从辖区内中介机构雇用的短期或长期保姆。雇用制保姆身处沉重的体力照护负担及复杂的家庭人际环境中，他们的流动性较强，日常很难给予失能老人持续性、全方位、全周期的贴心照料。另外，当前的劳动力市场环境，对于雇用制保姆的监督机制和约束力度不足，导致其在提供照护服务中问题频出，甚至虐待失能老人或导致失能老人家庭财物丢失的极端事件也偶有发生。因此，部分失能老人对于雇用制保姆会存在一种天然的抵触态度和排斥心理，二者在相处之中矛盾冲突不断，甚至有些失能老人采取频繁地与雇用保姆发生激烈争吵的方式，以此引来家庭成员或者成年子女的居中调停和被迫关注，从而满足老人内心深处潜藏的对于家人的亲情抚慰和关爱之情的强烈诉求。

从购买雇用服务所发生的经费支出层面来看，对于失能老人而言，当家庭成员出资雇用保姆对其进行居家照护时，每月增加的固定的雇用费用等经济支出，有时会进一步加剧失能老人认为自己已成为家庭累赘的内疚感甚或负罪感。购买服务的经济利益和消费关系的持续存在，让照护者和被照护者之间，很难建立起一种亲情维系的温暖和舒适的人际关系。

三、失能老人长期照护服务现况良莠不齐

我国对于失能老人的长期照护主要包括家庭照护、机构照护和社区照护这3种形式，其中后两者属于社会化照护的范畴。2016年由民政部、财政部、全国老龄办联合发布的《第四次中国城乡老年人生活状况抽样

调查成果》表明，我国失能、半失能老年人已经高达 4063 万。预计，到 2050 年我国失能老人的数量将会增至 1 亿。失能老人的长期照护问题，对于我国这样一个严重老龄化的国家来说，可谓事关重大①。失能老人长期照护服务系统的建立，在我国对于缓解家庭照护的沉重负担，以及改善失能老人的晚年生存质量，实属意义非凡。现阶段，建立综合性的老年长期照护服务系统所面临的挑战主要包括：长期照护系统服务质量如何提高，如何基于经济可持续的运作方式向所有需要长期照护者提供有效服务，以及如何与卫生系统实现有效整合等。

　　长期照护机构的具体情况可因不同的国家特点而异，通常包括疗养院、专业护理机构、生活辅助机构、住地服务机构和住地长期照护机构等。它们为社区中无法独立生活的老人提供各种服务，包括医疗和辅助照护。在一些国家，长期照护机构通常是无偿照护的主要替代方式。但是，仍然有一些家庭不愿让家中年长的老人入住这些服务机构，即使居家照护已超出他们可以承受的能力，家庭成员仍在继续充当主要的照护者②。在资源相对有限的国家，长期照护服务机构应主要考虑服务于有复杂需求的个体，尤其是对于那些需要全天候照护或者需要更高层级的医疗服务的失能老人。因此，各地政府及有关部门应提供其他可以替代的照护服务形式，如日托或暂住服务，从而为有复杂需求的个体提供优质照护，为家庭照护者提供喘息的机会，同时也可以适当减少失能老人对于机构性照护服务的过多需求。

　　世界卫生组织认为，长期照护只是确保存在严重失能的老人仍然能够健康老龄化的一种权宜之计。正如生命历程中的所有阶段一样，这一目标可以通过以下机制来实现：最优化被照护者内在能力的变化轨迹。

① 刘玮玮.当代中国老年健康伦理研究［M］.北京：中国社会科学出版社，2021：95.

② World Health Organization. World report on ageing and health［R/OL］. https：//www.who.int/ageing/publications/world-report-2015/en/.

通过提供必要的支持环境和照护，维持可以确保老年人福祉的一定水平的功能发挥，以代偿其失能。在长期照护服务中，应该基于两个重要的原则。第一，即使在老年人严重失能的情况下，他们仍然"有自己的人生"。他们有权且应该自由地实现他们仍然渴望的幸福、人生的意义和尊重。第二，同其他生命阶段一样，在出现明显的能力丧失的阶段，内在能力不是静止不变的，而是一个持续变化的过程。在这一生命阶段充分满足个体的需要就要求努力使其能力的变化轨迹最优化，这样可以减少通过其他照护机制来代偿能力不足的需要。因此，基于这种原则制定长期照护的目标，便会被赋予多种重要的价值内涵。如，长期照护的潜在接受者不仅包括那些已经依赖照护的人，还包括有很高风险会退化到这一状态的人，对于他们，实施简单的干预措施可以避免其日后需要更强更集中的照护措施。譬如康复治疗、加强营养或身体活动，可以将老年人的能力提升至一定水平，使其长期照护的需求适当呈现递减之势，从而促进老年人的自主活动能力，改善其生存质量。另外，不能只注重满足老年人的基本生存需求，而应该使助其功能发挥成为长期照护的终极目标。对此，需要照护者关注诸如何加强老年人的活动能力，建立和保持人际关系的能力，学习、成长和决策的能力以及为社区作出贡献的能力[1]。

目前，提供长期照护的场所可以是受照护者的家中、社区中心、生活辅助机构、护理院、医院和其他医疗卫生服务机构。这些场所提供的照护和支持的范围和强度有所不同。以社区为基础的照护是指无须老年人长期居住在看护机构的各种形式的照护。这种照护可以在老年人的家中、社区或日间照料中心进行。以社区为基础的照护可以满足老年人实现就地养老的诉求，推迟老年人进入护理院的时间，减少其住院天数，

---

① World Health Organization. World report on ageing and health［R/OL］. https：//www.who.int/ageing/publications/world-report-2015/en/.

提高其生活质量。另外，很多国家正处于将长期照护服务的重心从居住照护转向以社区为基础的照护的过程中①。本研究在实地调研中发现，以社区为基础的长期照护，既需要依托于社区现有的各类医疗卫生服务和养老照护资源，也需要家庭成员的积极配合和及时响应。这种照护模式如能在实践中有效运行，则既可以满足失能老人继续维持在熟悉的社区环境中生活居住的切实需求，也便于社区卫生服务机构为失能老人开展入户访视等连续性的健康管理。

四、长期照护服务的现代社会偏见依然存在

全球人口老龄化将使依赖照护的老年人口的绝对数字显著增加。老年人中有相当大的比例是依赖照护的，而且照护的比例随着老年人年龄的增长而增加。但是，各国之间存在明显差异，如瑞士65~74岁的老人中依赖照护的比例不到5%。而在很多低收入或中等收入国家的同龄老人中，依赖照护的比例为50%；在74岁以上的老人中，依赖照护的比例则更高。另外，同龄女性的照护依赖率要高于男性②③。因此，失能老人照护者的形象和地位亟须改善，应建立现代的长期照护形象，减少对照护角色的负面刻板印象，这有助于吸引更多的人加入这一服务领域。另外，提供继续教育和职业发展机会，将进一步改变人们认为照护服务是没有前途的工作等相对陈旧的观念。为照护者提供适宜适用的培训和学习机会，也将改变社会公众对照护工作的认识和价值观，同时，也可促成以

---

① Colombo F, Llena-Nozal A, Mercier J, et al. Help wanted? Providing and paying for long-term care [M]. Paris: OECD Publishing, 2011: 53-59.

② Leveille S G, Penninx B W, Melzer D, et al. Sex differences in the prevalence of mobility disability in old age: the dynamics of incidence, recovery, and mortality [J]. The Journal Gerontology, Series B, Psychological Sciences and Social Sciences, 2000, 55 (1): 41-50.

③ Rodrigues M A, Facchini L A, Thumé E, et al. Gender and incidence of functional disability in the elderly: a systematic review [J]. Cad Saude Publica, 2009, 25 (Suppl. 3): S464-S476.

更为严谨规范的方式寻找有效的实践和照护的模式①。但是，在目前的照护服务领域中仍存在一定程度的性别歧视，照护者多由女士担任。但在部分欧洲国家，男性照护者的比例随着年龄而增加，且正呈现出男性（主要为配偶）已经构成75岁及以上的非正式照护者中的主体的现象②。如果有更多的男性被吸引到这一行业中，那么潜在的照护工作者队伍将更加壮大。

针对失能老人这一特殊群体，在长期的居家照护服务中，尚需因地制宜地遵循照护原则。照护原则是基于人权的理念，描述健康、社会护理和早期服务提供者应如何对待他们所关心的患者的方式。照护形式主要表现为连续性照护和长期照护两种类型。其中，连续性照护是指随着时间的推移和地点的变化，患者接受到的连贯的医疗护理。长期照护是指在较长的时期内，持续地为患有慢性疾病或是处于伤残状态下，即功能性损伤的人提供的照顾和护理服务。对于失能老人的长期居家照护服务，现阶段在我国仍然存在的突出问题主要包括：首先，长期照护与养老服务二者之间，目前尚缺乏清晰明确的内涵界定和范畴划分，从而容易导致养老照护的相关政策在制定过程中缺乏较强的针对性。其次，目前很难找到专门针对长期照护服务供给的具体界定和明确阐述，相关文件对于上门服务、居家护理、康复保健、心理咨询等服务形式虽有提及，但缺少如何进行规范化建设的详细意见和相应的扶持政策。最后，对于失能老人长期照护服务中包括失能评定、筹资标准、服务规范、服务内容等系统化设计，亟待政府及相关部门进行因地制宜的统筹规划和付诸实践。由此可见，对于失能老人开展长期居家照护，需要辖区内多元主体的通力协作，而不能仅仅将其视为失能老人的家庭成员必须要独自面

---

① World Health Organization. World report on ageing and health［R/OL］. https：//www.who.int/ageing/publications/world-report-2015/en/.

② Rodrigues R, Huber M, Lamura G. Facts and figures on healthy ageing and long-term care：Europe and North America［EB/OL］. http：//www.euro.centre.org/data/LTC_Final.

对和主动承担的个体化责任。在社会责任的有效分担和切实履行方面，不仅需要制定适宜的服务标准和操作规范，同时还应有配套的专项经费予以运行保障，更要适当区分对于失能老人所开展的日常性的生活照护服务和专业性的医疗护理服务的不同内涵，对于不同的服务内容应分别由相应领域的专人负责并予以服务供给保障，以全面提升失能老人居家照护的综合服务水准。

第九章　失能老人长期照护服务体系的建立与生命质量改善路径探析

第一节　社会化养老服务制度体系的建立现状

2006年2月，全国老龄委办公室和发展改革委等部门《关于加快发展养老服务业意见的通知》中提出，要大力发展社区居家养老服务，鼓励社会资本投资兴办以老年人为对象的老年生活照顾、家政服务、心理咨询、康复服务、紧急救援等业务，向居住在社区（村镇）家庭的老年人提供养老服务，为他们营造良好的生活环境。至此，社区居家养老服务正式起步。2016年国务院办公厅《关于全面放开养老服务市场提升养老服务质量的若干意见》提出，要补齐短板，将养老资源向居家社区服务倾斜，深入推进医养结合发展，使社区居家养老服务的发展迈上新台阶。

一、社会化养老制度体系的建立与发展

据亚洲养老产业力量2022年10月2日报道，近年来，我国多层次社会保障体系不断健全。截至2021年底，全国参加基本养老保险的人数已

达10.3亿，基本医疗保险达13.6亿人，参保率稳定在95%以上，全民医保的目标基本已实现。全国实行长期护理保险试点的城市达到49个，参保人员达1.45亿。在医养结合结构建立方面，截至2021年底，全国已建立且两证齐全的医养结合机构6492个，全国两证齐全的医养结合机构数较2017年增加76.7%，医养结合机构签约数是2017年的6.6倍。医养结合机构现有床位总数达到175万张，医养结合签约近7.9万对。在居家社区养老服务模式开创方面，《中华人民共和国老年人权益保障法》经数次修改，同时养老服务政策制度密集出台，已搭建起养老服务制度体系的基本框架。2012年至2021年，中央财政累计投入359亿元以支持养老服务设施建设。截至目前，社区养老服务基本覆盖城市社区和半数以上的农村社区。截至2022年第一季度，全国各类养老服务机构和设施达到36万个、床位812.6万张，床位数是2012年底的近2倍。近年来，民政部积极顺应广大老年人依托社区居家养老的愿望，不断推动养老服务发展的重心向居家社区倾斜。截至2022年第一季度，全国社区养老服务机构和设施已达32万个、床位308万张，分别占到全国养老服务机构设施数和床位数的88.9%、38%。"十三五"期间，中央专项彩票公益金投入50亿元支持203个地区开展居家社区养老服务改革试点；2021年至2022年，投入22亿元支持84个地区开展居家社区基本养老服务提升行动。在养老设施的硬件建设方面，住房和城乡建设部颁发《城镇老年人设施规划规范》《老年人照料设施建筑设计标准》《养老服务智能化系统技术标准》《完整居住社区建设标准》等一系列标准规范。这些标准规范已充分考虑老年人的生理特征和心理需求，对设施的规划布局、建设内容、智能服务等作出了详细规定，为各地建设社区养老服务设施提供了坚实支撑。2020年至2022年上半年，各地建设改造社区养老、助餐等服务设施约3.6万个，受到老年人的普遍欢迎。在失能失智的预防干预方面，国家卫健委组织15个省份开展老年人失能（失智）预防与干预试点工作，在全国

1672个城乡社区启动实施老年人心理关爱项目，为58万名老年人提供心理与认知状况评估，开展分类干预和转诊服务①。从上述一系列政策文件及统计数据可见，政府及有关部门越来越将更多的目光投向养老服务的硬件建设、软件工程开创和综合服务配套改革，着力为老年人社区居家养老服务模式的真正落地标明方向并清扫障碍，以更好地实现健康老龄化的战略目标。

据中国人口与发展研究中心预测，2025年我国65岁及以上老年人口将达到2.21亿。随着我国人口老龄化进程的不断加快，社会保障制度、公共服务供给等领域将面临诸多挑战。健康老龄化被认为是应对人口老龄化成本最低、效益最好的手段和途径之一。而要实现健康老龄化这一战略目标，亟须建立健全综合连续、覆盖城乡的老年健康服务体系，尤其是要补齐社区、居家养老服务的短板。健康老龄化强调发展和维护老年健康生活所需要的能力和功能，对所有影响健康的因素进行综合干预。对此，政府及有关部门亟须建立健全健康教育、预防保健、疾病诊治、康复护理、长期照护、安宁疗护"六位一体"的综合连续、覆盖城乡的老年健康服务体系。近年来，老年健康服务体系建设步伐明显加速，然而，在实际运行中，老年群体尤其是失能老人群体的健康养老的供需矛盾问题依然较为突出。

二、失能老人照护模式的选择趋向及居家延续性照护服务的拓展

（一）适于失能老人的照护模式及选择原因

对于失能老人的照护模式，在北京目前主要存在居家照护、机构养

---

① 孙燕明.养老服务发展重心向社区倾斜［N］.中国消费者报，2022-9-30.

老和社区日间照料三种类型。

在本次实地调研中，社区卫生服务机构的管理者基于失能老人的医疗卫生服务供给主体和基层医疗机构管理者的双重视角，相对客观地分析了哪种模式更加适合于失能老人的健康管理和日常生活照护，阐述了各自不同的观点。如表9-1所示，在个人深度访谈中，社区卫生服务机构的管理者对于失能老人的不同类型照护模式存在一定的观点分歧，他们中多数人还是倾向于居家照护，其次是机构养老模式。主要观点阐述如下：

表9-1 社区卫生服务机构管理者认为适合于失能老人的照护模式及选择原因

照护模式	选择原因	人次 n
居家照护	老人对家中生活环境更为熟悉，心理负担小	12
	满足传统老年人依靠儿女养老的愿望	13
机构养老	生活服务设施好，护理的专业性有保障	9
	给老年人创造交流沟通的环境，和同龄人共处，有更多的沟通话题	7
社区日间照料	白天有人照护，晚上可以回家，减少老年人的孤独感	3
	适合有一定自主行动能力的老年人，拓宽生活圈子	6

居家照护模式：在个人深入访谈中，社区卫生服务机构管理者中的大多数人支持失能老人选择居家照护模式。主要理由包括：居家照护可以满足一些观念较为传统的老年人依靠儿女养老的愿望；失能老人对家庭生活环境更为熟悉，心理负担小；家中生活服务设施好，护理的专业性较有保障。如管理者K9表示："居家照护给老年人提供了比较熟悉的生活环境，可以满足老年人依靠儿女养老的愿望，但是，这种模式也对儿女的耐心和照护，提出了更高的要求。"

机构养老模式：在个人深入访谈中，部分社区卫生服务机构管理者认为，机构养老模式存在一定的优势，可以给老年人创造一定的沟通交流的环境，老年人和同龄人共处时，会找到更多的聊天话题。如管理者K11反映："机构养老模式有居家养老所不具备的优势，比如说专业的护理服务，另外，机构里面还有非常专业的适老化环境。但是，这种模式需要失能老人家庭给予较多的经济支持。"对于现实境况下多数并不富裕的失能老人家庭而言，机构养老相对高额的费用，远远超出了他们可以承载的经济支付范围。

社区日间照料模式：在个人深入访谈中，有部分社区卫生服务机构管理者认为，社区日间照料模式在一定程度上可以满足失能老人的居家照护需求，主要理由包括：适合有一定自主行动能力的老年人，可以拓展他们的生活圈子；这种模式下，老人白天有人照护，晚上可以回家，可以减少老年人的孤独感。如管理者K1表示："日间照料模式的好处在于，一方面白天让老年人拥有自己的社交圈，晚上他们还可以回家享受家人的陪伴。但是，这种模式对于完全失能的老年人来说，可能并不适用。但是，这对于轻度失能的老年人来说，应该是个不错的选择。"

由此可见，从社区卫生服务机构管理者的视角来看，失能老人选择的居家照护模式仍是现阶段较为合适的模式。尽管在该模式的实施过程中，社区卫生服务机构的家庭医生团队为失能老人提供上门服务时仍存在一定的困难和障碍。

（二）家庭养老床位的设立和社区居家养老服务的协同推进

针对家庭养老床位的设立，我国部分省市已开始着力推进。2021年9月8日，湖北省武汉市人民政府办公厅颁发《武汉市居家和社区基本养老服务提升行动项目实施方案》（武政办〔2021〕99号），明确提出："以老年人需求为导向，以满足老年人居家生活照料、康复护理等需求为核心，通过政府引导、政策扶持、资金补贴、市场运作等方式，探索建立居家、社区、机构相衔接的专业化照护服务体系，进一步扩大居家和社区基本养老服务有效供给，推动养老服务供给结构不断优化、养老服务消费潜力充分释放、养老服务质量持续改善，有效满足老年人多样化、多层次养老服务需求，老年人获得感、幸福感、安全感明显提升。""结合老年人实际需求，在全市范围内，为具有本市户籍且在本市长期居住的城镇低收入（含低保）和农村低保家庭中失能的老年人、中心城区个人收入低于上年度人均退休金水平重度失能的老年人，建设家庭养老床位、提供居家养老上门服务。各区（含开发区、风景区，下同）可根据本辖区实际情况，将低于上年度城乡居民人均可支配收入（城镇居民人均可支配收入4100元/月，农村居民人均可支配收入2000元/月）的失能老年人，纳入建设家庭养老床位、提供居家养老上门服务范围。""家庭养老床位的服务机构应当与所在区养老服务综合平台进行对接，实现24小时动态管理和远程监护。""家庭养老床位服务应当依托有资质的服务机构，按照《家庭养老床位基本服务指导清单》，为签约老年人提供专业服务，每天早、晚通过信息设备各查房1次，每月累计服务时长不少于30小时（其中，生活照料服务不少于服务总时长的1/3），医疗护理服务不少于2次。居家养老上门服务应当根据老年人身体状况和需求予以提供，包含助餐、助洁、助行、助浴、助医、康复、巡访关爱等项目。"基于此，针对老年人的实际需求，开设家庭养老床位，有利于提升老年居家照护中的医疗和养老服务的可及性。对此，在北京，也可以结合失能老人的个人需求、健康状况及其家庭经济水平，探索性地建立家庭养老床位，以期为居家照护的失能老人提供更加专业规范的服务，从而实现对失能老人进行全方位、全周期的健康管理。

现阶段，在北京市已确定东城区朝阳门社区卫生服务中心等10家医疗卫生机构建设老年护理中心，重点为具有较大护理需求的老年患者提供阶段性护理服务；为病情稳定后转至社区养老机构或居家的老年患者提供延续性护理服务。此举在当下有助于缓解社区养老机构发展不充分、难以提供专业医疗服务的问题，值得在不同地区借鉴和推广[1]。区域性老年护理中心的建立，终将有利于推动失能老人的机构阶段性护理服务和

---

①　赵星月.社区居家养老需有更多保障［N］.健康报，2022-09-30.

居家延续性护理服务的开展，从而真正打通专业护理服务的"最后一公里"。对于失能老人而言，从医疗卫生服务机构的紧急救治服务到康复医疗机构的专业恢复训练，再到居家延续性护理服务，有望实现针对失能老人健康管理服务的无缝衔接，从而真正体现"以人为本"的服务理念。

第二节　失能老人长期照护服务体系的路径优化

一、居家—社区—机构相衔接的失能老人长期照护服务体系探索

世界卫生组织提出，长期照护主要是指为内在能力持续严重损失的个体提供帮助，确保将其功能发挥维持在一定水平，使其可以享有基本权利、基本自由和做人的尊严[1]。对于失能老人这类特殊群体而言，多元主体为其提供多层次、个性化的长期照护服务，可以在一定程度上延缓其内在能力衰退的进程，有利于改善其晚年生活状态和余年生命质量。因此，长期照护可视为一项需要全社会共同努力以增进全社会福祉的公共事业。基于有限的社会资源得以充分利用的效用最大化的原则，多元主体应着力于长期照护体系的共建共享及健康可持续发展。

2022年2月11日，国务院印发《"十四五"国家老龄事业发展和养老服务体系规划》明确强调，健全居家、社区、机构相协调的失能老人照护服务体系，支持居家（社区）照护服务，促进机构照护服务发展。居家—社区—机构相协调的失能老人照护服务体系，既有利于在社区层面

---

① World Health Organization. World report on ageing and health [R/OL]. https://www.who.int/ageing/publications/world-report-2015/en/.

统筹相对有限的社会资源，也有利于改善失能老人居家照护服务获得的协调性和可及性。建设"居家为基础、社区为依托、机构为补充"的多层次养老服务体系，既是落实健康中国战略的重要举措，也是满足老年人群现实境况的迫切需要。

现阶段可以从制度、平台、体系、模式等层面分别采取针对性举措。第一，从制度保障方面，健全基层社区与服务机构的协作机制，明确双方的权责利。完善相应的法律法规，保护老年患者、护理人员、服务机构等各方主体的切实权益，确保服务机构和服务活动的开展有规可循、有法可依。第二，从平台建设层面，要积极发挥社区平台的核心作用，以社区为枢纽整合养老服务资源，强化社区老年公寓、老年驿站、养老服务中心等基础设施的嵌入性建设。在条件许可的情况下，可以在社区范围内建设护理站、食堂、老年大学等养老设施和活动场所，招募适宜的社会组织进行运营管理。同时，建立邻里互助点，加强社区志愿者队伍的建设与培训，引导社区居民的积极主动参与。在社区养老服务信息平台的建立方面，全面整合政策、设施、队伍、服务等相关信息，加强社区与医疗卫生、养老服务、数据信息等机构的合作和资源共享，整合各类社区资源以期精准对接社区居民的养老需求。第三，从养老服务体系建设层面，创新性地构建社区嵌入式养老服务体系，打造区域养老服务联合体，通过各级政府和社会力量的有机结合，加强社区层面的医疗资源和养老资源的充分融合和有机统筹，为老年人提供全天候的社区居家照料、专业医疗、数据信息、休闲娱乐等服务。第四，从照护服务模式拓展层面，推动"互联网+老年照护"的发展，围绕更好地满足居家社区老年人多层次、多样化的服务需求，推动互联网平台精准对接老年照护服务需求，采取"菜单式"就近便捷地开展上门照护服务，提升失能老人居家照护服务的可及性和可获得性。

2022年4月，中共北京市委、北京市人民政府印发《关于加强新时代首都老龄工作的实施意见》，其主要指导思想是"健全完善老龄政策体系和制度框架，大力弘扬孝亲敬老传统美德，不断满足首都老年人日益增长的多层次、高品质健康养老需求，在实现老有所养、老有所医、老有所为、老有所学、老有所乐方面建首善、创一流，推动首都老龄工作更好融入和服务首都'四个中心'功能建设"。该意见同时强调，"完善居家养老服务体系"：制定政府购买养老服务指导性目录、服务标准。分类分层建设街道乡镇养老服务联合体，均衡布局养老服务设施，依托养老照料中心和社区养老服务驿站，打造社区居家养老服务"信息岛"，发展好以居家为基础的多样化养老服务。开展"物业服务＋养老服务"试点工作，组织社会资源增加社区、居家养老服务供给。完善农村养老服务网络。大力发展乡村养老、城乡互助养老等新型养老模式。在该意见的目标引领和强力推动下，北京市部分区域的社区内现已开始探索社区居家养老服务联合体的落地建构，由基层政府和社区居委会（村委会）等参与整合区域内各类机构和多方资源，加强机构间的横向联动和体系间的纵向联通，以期共同助力居家养老服务模式的良性运转和健康发展。

该意见同时明确要求，"加快补齐失能老年人长期照护服务短板"：建立全市统一的长期护理失能等级评估标准，建立护理需求认定和等级评定的标准体系和管理制度。鼓励有条件的基层医疗卫生机构为老年患者提供居家康复护理服务。开展社区卫生服务中心标准化建设，鼓励社区卫生服务机构将床位用于康复、护理、安宁疗护等服务。加快在全市推行符合市情的长期护理保险制度，支持发展长期照护商业保险。鼓励商业保险机构在风险可控和商业可持续的前提下，开发老年人健康保险产品。加强护理机构建设，将可提供居家上门护理服务的护理机构纳入长期护理保险服务机构定点范围。依托基层医疗卫生机构以及具备提供长期照护服务能力的养老服务机构，大力发展社区嵌入式长期照护服务。建立适合本市实际的"互联网＋护理服务"发展模式。据此，在基层医疗卫生机构和养老服务机构的协作联动下，嵌入式长期照护服务和"互联网+护理服务"等创新模式的探索建立与动态发展，终将推动护理服务走进社区和深入家庭，使得失能老人居家即可享受专业团队的规范化护理服务。与此同时，在长期护理保险机制的探索建立和切实保障下，长期照护服务也会不断拓展其服务内容和服务范围，从而更加适应失能老人多样化、多层次的日常生活照护和医疗护理服务需求。

目前，北京市各地社区卫生服务机构均已将失能老人作为家庭医生团队签约的重点人群，为其提供基础性签约服务和个性化签约服务，并承诺在有条件的地区，针对行动不便、符合条件且有需求的签约居民，家庭医生团队可在服务对象居住场所按服务规范提供可及的治疗、康复、护理、安宁疗护、健康指导及家庭病床等服务。鉴于此，对于失能老人的入户巡诊和上门护理服务等，结合失能老人的实际服务需求，在各区已井然有序地开展。对于失能老年人而言，建立规范完善的长期照护体系是本阶段政策的主要着力点，提高长期照护服务的专业性和规范性，以尽可能保护或维持失能老人的功能发挥和自立性，确保失能老人生命末期仍然可以存有一定的生命尊严和生活质量，而这也正是顺应了生命伦理学的尊重原则和有利原则的基本要义。

在我国传统孝文化的影响下，失能老人更倾向于选择家庭养老[1]。据相关研究报道，失能老人大都具有居家养老的意愿，只有20.92%的失能老人愿意集中养老[2]。此外，与之配套的长期照护人才缺口仍然较大[3]。对于此，以失能老人日常生活的社区为枢纽，加强社区范围内的基础设施建设，以缓解我国失能老人长期居家照护服务的供需矛盾，从而减轻家

---

①　袁笛，陈滔.正式和非正式照护的平衡：内涵、困境与对策［J］.内蒙古社会科学，2020，41（6）：174-180.

②　宋宝安.农村失能老人生活样态与养老服务选择意愿研究：基于东北农村的调查［J］.兰州学刊，2016（2）：137-143.

③　黄匡时.供求关系视角下的中国老年照料服务资源分析［J］.中国人口·资源与环境，2013，23（S2）：488-491.

庭照护境遇下的多重压力。但是，当下如果仅仅只是盲目地增加失能老人的长期照护服务机构的硬件设施建设，必然会导致社会层面有限资源的错误配置和低效浪费。如果能够借助信息科技等现代化手段的强力支撑，则不仅可以提高社会层面的医疗和养老资源的配置效率，提升社区和居家养老的综合服务能力，还可以整合社会各部门间不同类型的政策资源，解决卫生、残联、民政等各部门分散管理、权责不明等问题，从而实现去碎片化的资源整合和服务整合效果。因此，现阶段为了有效提升有限的医疗和养老资源的最佳利用效能，可以建设区域范围内有机整合的失能老人长期照护信息化运作平台，将失能老人的失能评定等级、家庭经济状况及家庭照护能力等信息全部登记在册，以便于推进相关部门更加精准地统筹决策。政府及有关部门应该在进行各类信息的综合评估后，统筹社区可以利用的资源，为辖区内的失能老人提供精准化的长期照护服务。另外，还可以因地制宜地拓展针对老年患者的治疗—康复—长期护理服务链，以保障失能老人居家照护服务的连续性。与此同时，探索建立从居家、社区到专业机构的失能老年人长期照护服务模式，为失能老人群体提供适宜适用的长期照护服务，从而实现失能老人长期照护服务体系的可持续运转和失能老人的全方位、全周期的健康管理。

二、构建失能老人长期照护服务的多元主体社会支持体系

在构建失能老人长期照护服务的社会支持体系过程中，应该明确政府的主导地位。首先，政府应该负责制定和安排国家层面的发展规划、战略布局和专项政策。其次，政府应充分发挥制度激励和财政政策的引导作用，以有效供给失能老人的基本照护服务。通过不断建设法规体系，制定相关配套政策，构建长效管理机制，促进和规范失能老人长期照护社会支持工作的有序开展。

福利多元主义作为当代社会福利发展的必然趋势，对构建失能老人长期照护的社会支持体系具有一定的理论参照价值。政府、市场、社区、非正式组织和家庭等正式和非正式支持主体，都应该在这一过程中发挥其应有的作用，而不仅仅只是政府的独家责任。构建社会支持体系并不代表个人与家庭之间支持性联系的削弱，家庭仍然还是失能老人照护服务多元供给的重要组成部分，社会支持中对于家庭的支持政策，恰恰能够提升家庭的非正式照护能力①。因此，在有关失能老人长期照护政策的合理制定和落地实施过程中，既要保障失能老人与普通老人一样可以获取养老服务的平等权利，又要考虑失能老人自身的特殊性，推进失能老人专项照护服务的可持续发展。让失能老人在可以享受普惠性养老服务社会支持项目的基础上，逐步扩展特惠性的长期照护服务的社会支持政策的广度和深度。

　　如何更好地发挥社会多元支持主体之间的互动协作，形成失能老人长期照护社会支持多元主体并举的格局，是当前政府和社会有关部门必须面对和亟待解决的问题。从保障民生的角度出发，构建制度化的长期照护社会支持体系，需要发挥政府的主导作用，依托基本公共服务供给，支持福利供给主体的功能发挥，以相关制度、政策和法规为保障，同时，还可以通过政府政策赋权，不断增强社区、家庭、非正式组织等多元主体的照护服务能力，充分满足失能老人群体多元化的照护服务需求。社会支持体系的主体结构是一个由政府、社区和家庭三方支持组成的结构系统。在这个系统中，既要包括政府层面出台的制度化的正式社会支持，也要涵盖非正式层面提供的各式各样支持。基于福利多元主义的理论视角分析，能够实现良性运作的失能老人长期照护服务的社会支持体系，应该是一个既包括政府机构、商业部门、基层社区等正式社会支持来源，

---

　　① 陈宁.失能老人照料贫困现状、致因与对策［M］.北京：社会科学文献出版社，2021：159.

也包括失能老人家庭、亲友个人等非正式社会支持来源的多元主体发挥合力的系统。在这个系统的实际运行过程中，政府的角色是基于顶层设计主导体系的构建，社区则类似于政府政策的中介，是照护服务和外界支持服务递送的依托，其他社会组织则在其中发挥一定的补充作用，从而形成以政府福利政策和制度为引导，以社区综合支持为主体，以社会组织和失能老人的社会关系网络为补充的长期照护服务社会支持体系①。因此，基于多元主体的协同发力，以期为失能老人创建可持续性的长期照护服务体系和与之配套且可以良性运转的社会支持体系，在提升有限社会资源的统筹利用效能的同时，尽可能地满足失能老人的多元化服务需求，让失能老人也可以共享新时代社会体系改革与发展的成果。

三、探索性建立失能老人的长期护理保险制度

建立针对失能老人的长期护理保险制度，使长期护理服务获得必要的资金保障，以期推进长期照护服务的可持续发展。文献表明，在德国，长期护理保险由医疗保险经办机构统一管理，由第三方评估机构上门访问，现场采集数据，根据申请人的具体情况及相关法定条款，评估护理级别并确定服务内容。护理需求评估标准分为以下8个模块：行动能力、行为举止、心理状况、日常生活能力、户外活动能力、操持家务能力、自我照顾能力、社会交往能力，基本涵盖了老年人全方位的生活需求。德国的长期护理保险制度依据老年人的失能状况和需要护理的程度，将照护级别标准化，并与照护强度和保险待遇支付相挂钩，建立起动态评估、长期照护的照护保障体系。在我国香港地区，实行"安老服务统一评估机制"，由专业的评估员采用国际认可的评估工具，评估老年人在护

---

① 陈宁.失能老人照料贫困现状、致因与对策［M］.北京：社会科学文献出版社，2021：160.

理方面的需要，据此提供相应的照顾计划，并为老年人提供相应的服务。中国香港地区综合家居照顾服务内容与标准中，服务表现指标对体弱个案和普通个案区别设定，包括一个月内服务使用者体重下降超过5%的数量和百分比等9项指标[①]。

　　针对我国长期护理保险面临的发展困境，对于失能老人的长期护理保险，建议可以采取的措施如下：第一，完善多元化筹资机制，提高长期护理保险的独立性，减少长期护理保险对于医疗保险基金的依赖，实现其独立运转。明确政府、单位、个人三方的筹资责任，制定可持续的筹资办法。拓宽筹资渠道，整合社会涉老资金，充分发挥慈善捐赠、福利基金等作用，建立与社会保障发展相适应的多元化筹资机制，多方共担费用，保障稳定的资金来源。第二，完善相关的法律法规，形成长期护理保险可持续的发展模式。尽快促进长期护理险的相关立法进程，建立完善的法律体系，更加有效地保障被保险人的合法权益，促进商业性长期护理险和社会性长期护理险的更加公平化、合规化，实现二者并行发展。第三，加大失能老人长期护理保险的宣传力度，提高其社会影响力和认可度，可通过基层走访以及广播电视、报纸、网络媒介等多渠道宣传途径，转变老年人及其家庭成员的传统观念，提高失能老人长期护理险的社会影响力，扩大保险的受众覆盖面。

四、需求导向下失能老人多层次长期居家照护服务体系的路径优化

　　据悉，我国患慢性病的老年人群已超过1.9亿，失能和部分失能老人约有4000万。失能、部分失能的老年人对生活照料、医疗护理需求旺盛，

---

　　① 民政部社会福利中心课题组.做优医养结合：保障老年人权益的路径探索［M］.北京：中国社会出版社，2021：43.

而最受老年人欢迎的社区居家养老模式目前仍不能完全满足其实际需要，医养结合服务的深度和广度亟待拓展。补齐社区、居家养老服务的短板，一方面，亟须加强对养老护理员等专业人才的规范化培养，鼓励他们走进社区、深入居民家庭，提供专业化的家庭照护服务；另一方面，亟须扩大社区、居家养老服务供给，支持医疗资源丰富地区的部分一级、二级医院转型为护理院、康复医院，增强医疗卫生服务机构为在社区养老和居家的失能老人提供上门服务的积极性。随着我国社会老龄化程度的日益加深，失能老人的医疗卫生服务需求和生活护理需求叠加趋势递增且矛盾凸显。老龄化促成我国医疗卫生服务模式和内容从既往单一的医院治疗转变为综合的、以社区为基础的健康管理服务模式。如何提升失能老人群体的健康水平，需要综合着眼，从基层医疗卫生服务做起。政府亟待加强老年医学专业人才的培养，完善老年人群健康支撑体系建设，优化城乡养老服务供给，支持社会力量提供日间照料、康复护理等服务，推动老龄事业和产业高质量发展，助力"老有所养、老有所医、老有所护"等目标的实现进程。

2019年全国卫生健康工作会议强调，促进人口均衡发展与健康老龄化，加强人口监测和形势分析，构建养老护理体系，深入推进医养结合。医养结合服务既符合健康养老需求，也是养老服务供给改革和政策创新的趋势所向，更是实现我国健康老龄化的关键途径。失能老人群体具有高龄化、患病率高的特点，故照护时间长、治疗难度大，加剧了医疗服务与养老服务资源的双重紧缺，对社会资源的配置和利用效率提出了新的要求，传统的养老模式已不能满足失能老人全方位的养老需求。随着核心家庭养老功能的逐渐弱化，多数家庭难以承担失能老人的养老和医疗责任。在快速老龄化时期，失能及部分失能老年人口大幅增加，老年慢性病、老年失能、失智等，对医疗和照护服务都提出了现实挑战。因此，推进医疗和养老服务融合发展，提升医养结合机构服务供给水平，成为当前政府、社会和群众关切的民生议题。

（一）全周期管理，建立完善失能老人预防保健服务体系

政府及有关部门亟须建立针对失能老人身心健康并重的预防保健服务体系，提高基本公共卫生服务促进老年人健康的能力，开展老年人心理关爱服务。针对老年人失能、失智等频发现象，亟须开展针对性的预防与干预工作，以减少、延缓老年人失能、失智发生。对于老年阿尔茨海默病，实施早期防治行动，推动老年人认知功能筛查干预试点工作，建立老年阿尔茨海默病早筛查、早诊断、早干预的综合防控机制。在失能老人日常生活及活动场所，加快无障碍环境建设和住宅适老化改造。以失能老人的健康为中心，创新连续性服务模式，提供包括健康教育、预防保健、疾病诊治、康复护理、长期照护、安宁疗护等在内的老年健康服务。以失能老人的健康需求为导向，优化供给侧改革，推动老年健康服务高质量发展，增量与提质并重。在失能老人的健康管理研究方面，支持围绕老年心血管疾病、代谢性疾病风险评估与管理、肿瘤风险筛查与管理等多个学科方向，开展老年疾病基础和应用研究。

此外，尚需建立完整、规范的失能老人健康状况的评估体系。将健康管理、疾病预防、诊疗服务等服务供给精准对接到失能老人健康发展的全过程，建立覆盖老年人群疾病急性期、慢性期、康复期、长期照护期、生命终末期的护理服务体系。政府及有关部门亟须加强老年健康服务机构、老年友善医疗机构及老年医学学科建设。在医疗机构推广多学科诊疗模式，加强老年综合征管理；鼓励康复护理机构、安宁疗护机构纳入区域内医联体网格管理，建立畅通合理的转诊机制，为网格内老年人提供疾病预防、诊断、治疗、康复、护理等一体化、连续性的医疗服务。充分发挥康复医疗在老年健康服务中的作用，为失能老人提供早期、系统、专业的康复医疗服务，促进老年患者功能恢复。完善以机构为支撑、社区为依托、居家为基础的老年护理服务网络。发展安宁疗护服务，

稳步扩大安宁疗护试点，完善安宁疗护多学科服务模式，提高临终患者生命质量。同时，推动在老年人集中的活动场所安装自动体外除颤仪，降低老年人突发事件的发生概率，提升其急救成功率；针对部分高危老人，通过穿戴设备、安装居室报警设备等提高急症预警能力。

（二）以需求为导向，为失能老人分级分类提供服务

据北京市社区卫生服务机构的常规监测数据统计显示，截至2019年，北京市共组建家庭医生团队4100余个，签约740万人，平均每个团队签约近1800人，其中，老年慢性病等重点人群签约率在90%以上。国家卫健委办公厅《关于做好2019年家庭医生签约服务工作的通知》（国卫办基层函〔2019〕388号）要求："为失能半失能高龄老人、残疾人、终末期患者等确有需求的人群提供上门医疗卫生服务，将签约服务从机构延伸至社区和家庭。"失能老人是家庭医生团队签约服务的重点人群，目前，北京市各区内的社区卫生服务机构均已针对辖区内失能老人开展签约服务，据悉，每个团队的签约服务对象中，有4%~7%的居民为失能老人。但是，有别于社区卫生服务机构为慢性病等人群提供的常规服务，对于失能老人目前尚无统一的服务规范和要求，且家庭医生团队人力资源的整体匮乏，很难保证签约后系统而规范的服务跟进。

对于上述现象，建议采取如下措施：其一，高等医学院校等部门亟须加大家庭医生后备人才的培养和在岗专科医生的转岗培训，不断提升家庭医生的配置比例和综合服务能力，以满足失能老人居家照护服务所需。其二，建立针对失能老人的综合评估体系和照护规范。目前，对于失能老人的综合评估、转诊体系建设不够完善，家庭医生只能针对其躯体、生命体征等信息进行评估，通常会面临失能老人急需住院、转诊等而无法有效解决的窘境。鉴于失能老人的特殊性以及家属对其持有不同的生命预期，有时会出现不遵医嘱等情况，在医疗安全和家属预期之间形成矛盾。另外，有别于普通的高龄老人，失能老人对家庭病床的建床

服务需求表现得更为凸显。然而，当前社区卫生服务机构的家庭病床建立数量有限，失能老人难以充分获取居家上门打针、输液护理等服务，但因其身体健康状况去医院就医面临诸多困境，各地卫生行政部门亟须指导家庭病床的建立并完善配套的政策法规，使失能老人在家中就可以享受安全便捷的基本医疗卫生服务。其三，失能老人及家属对家庭医生签约服务的知晓度、利用度和满意度均有待提升，家庭医生签约服务的相关宣传仍未能真正落到实处。家庭医生团队应与其签约居民形成长期稳定的契约关系，向失能老人及其家属广泛宣传团队开展的服务内容及服务方式，强化定期巡诊，及时发现失能老人的健康问题并提供切实有效的健康管理服务。其四，失能老人常因身体残障而认为自己已经失去个人价值，且长期居家导致其社会关系骤减，脾气暴躁或情绪低落，其家属也因长期照护而致不堪重负①。但是，现阶段家庭医生签约服务尚未将针对失能老人的心理咨询及临终关怀等囊括在内。而临终关怀的本质即是对救治无望的患者实施照护，它不是以延长患者的生存时间为目的，而是以提高患者的临终生命质量为宗旨。对临终患者可以采取生活照顾、心理疏导、姑息治疗等措施，着重于控制患者疼痛，缓解患者心理压力。建议政府及有关部门应针对失能老人家庭多样化的服务需求拓展相应的心理疏导服务，以期真正改善失能老人的晚年生命质量。对于失能老人的居家照护，可根据其自身健康状况及所处家庭环境的不同而采取形式各异的照护措施，其中，长期照护是最为常见的形式，以维持失能老人在较长的一段时间内相对稳定的生存状态。一旦失能老人进入救治无望的濒临死亡阶段，可对其采取相应的临终关怀和安宁疗护措施，以尽可能地减少其生存期间的痛苦和煎熬，让失能老人相对平静地去面对即将到来的死亡，努力达到"生者无悔、死者无憾"的"生死两相安"的生

---

　　① 张如意.北京市失能老人居家照护多元主体的健康责任研究［D］.北京：首都医科大学，2022：77.

存境地。若能如此，亦可心安。

世界卫生组织将老年人分为年轻老人（60~74岁）、老年人（75~89岁）和长寿老人。在我国，随着"60后"逐步进入老龄阶段，年轻老人的比例将不断上升，年轻老人多为中华人民共和国成立以后出生，其成长、生活、工作经历与过去意义上的老年人有着明显不同。因此，他们在物质、文化、健康服务的需求方面也与过去的老年人存在明显差异。同时，由于地区之间在医疗资源、经济、文化等方面的差异也导致老年人在需求方面的不同。但是，在为老年人尤其是失能老人提供服务方面，并没有区分其在需求上的差异。比如在医疗卫生服务方面，北京市卫生健康委员会、北京市财政局、北京市中医管理局《关于做好北京市2021年基本公共卫生服务项目工作的通知》中要求65岁及以上老年人城乡社区规范健康服务率大于等于61%。但是，在实际工作中，老年人在基本公共卫生服务中的获得感不同。部分老年人认为该项服务在保障其健康方面发挥了较大作用，每年都能够积极参加；但也有部分老年人认为公共卫生提供的免费服务不能满足其自身需求，不愿参加免费服务。再者，在日常生活服务方面，目前部分村（居）委会开设了一些老年驿站，可以适当解决老年人的就餐问题，但是也有相当部分的老年人因为各种原因不愿去驿站就餐。对此，建议根据不同需求提供分类服务，制定针对不同需求人群的服务项目。比如在基本公共卫生服务项目中，设置基础项目和自选项目，基础项目由政府免费提供，自选项目可以通过居民个人、医保等多方筹资；在社区服务中，可以在驿站增设类似于"私家厨房"之类的窗口部门，以满足部分失能老人的个性化服务需求。

（三）完善上门医疗服务政策，保障供需双方的适当权益

失能老人因多病共存、活动受限，外出就医相对不便；同时，受不同地区的乡土文化和风俗习惯的影响，对于病情危重者，老年人及其家属均不愿离开故土入院治疗，故而增加了老年患者对上门医疗服务的需求。

上门医疗服务在服务环境、设施条件、综合保障等方面均与在医疗机构内开展医事服务存在较大差异。虽然各地卫生行政部门自2016年首次提出"上门医疗服务"，至今对于可上门开展的医疗服务项目、提供服务的人员资质、服务流程、收费标准等均未作出明确规定，导致老年患者的上门医疗服务需求无法得到充分满足，以及基层医疗卫生机构的医护人员在开展上门医疗服务时基本处于无法可依的境遇。上门服务不仅面临医疗差错、疫情防控、医保管理、信息安全等多重风险，医护人员在途中及入户时的人身安全也很难得到有效保障。对此，建议卫生行政部门结合基层医疗卫生机构的实际服务能力，明确可以上门开展的医疗服务项目、提供服务的人员资质、服务流程等，同时完善上门医疗服务的疫情防控、信息安全等管理规定；物价局等相关部门明确各类上门医疗服务项目的收费标准；医保部门明确可以报销的医疗服务保障范围。基层政府应充分整合社区工作者、志愿者、公共卫生委员会等多方力量，使之积极参与上门医疗服务，如采取居民申请、村（居）委会报备、基层医疗机构的医护人员提供服务、志愿者（社区工作者）随同家访的形式，积极为失能老人提供适宜适用的上门医疗服务。

（四）分类提供上门护理服务，发挥有限的服务资源的最佳效能

鉴于失能老人高龄化、慢性病高发、多病共存的现象较为普遍，他们多有上门医疗服务需求，需要提供长期照护服务。他们既需要伤口创面护理、胃管或尿管等管路维护的专业医疗护理服务，也需要膳食营养、起居卫生等方面的日常照护服务。目前，在失能老人的护理服务中，存在服务主体不明确、项目不清晰、收费不标准、保障不到位等情况。基层医疗卫生机构主要提供上门医疗护理服务，但是，目前对于与健康密切相关的膳食营养、起居卫生等方面的日常照护服务，缺乏明确规范的服务主体和专业指导机构，多由家庭照护者根据个体经验开展，服务缺乏规范性、科学性和连续性。对此，政府及有关部门亟须统筹社会资源，

在明确医疗卫生机构为居家或社区养老的失能老人提供上门医疗护理服务的具体内容和操作流程、收费标准及费用保障形式的基础上，明确提供日常生活护理的服务内容和规范、服务主体、收费标准以及费用保障形式，达到既能满足失能老人多样化的服务需求，又能节约相对有限的基层服务资源的目的。

（五）多方力量联动，实现失能老人综合连续的照护管理

2019年国务院办公厅《关于推进养老服务发展的意见》提出，全面建立经济困难的高龄、失能老年人补贴制度；北京市民政局联合相关部门制定的《北京市老年人养老服务补贴津贴管理实施办法》(京民养老发〔2019〕160号)，由北京市民政局对申请失能的老人进行评定，并根据失能等级划分，分别对重度、中度、轻度失能老人每月给予600元、400元、200元的护理补贴。但是，目前仍存在失能补贴使用方式及内容不合理、社区养老驿站服务外包收费不合理且服务质量欠佳、失能老人难以购买适宜的服务，居民对相关惠民政策认知程度低、失能评审认证时间长等情况[①]。对此，其一，政府财政部门应结合区域经济发展水平和CPI（消费者物价指数）上涨情况，以及在充分了解失能老人的需求困境基础上，动态调整补贴增长机制，不断改善失能老人的社会保障水平。其二，民政部门应加速推进从失能申请到失能评定的进程，第一时间保障失能老人权益的真正落实。其三，宣传部门应加大政策的普及力度，确保每一个需要申请失能补贴的家庭均能及时知晓相关的惠民政策。尤其是对于居住在山区且自身获取信息能力有限的老年居民，应充分发挥村委会的属地化管理及宣传职责。其四，民政等部门应适当扩大失能补贴的使用范围。该补贴目前不能提现，可用于在社区养老驿站购买为老服务及养老物品等，如：上门理发、收拾房间、购买一次性尿垫等。政府需加强

---

① 张如意.北京市失能老人居家照护多元主体的健康责任研究［D].北京：首都医科大学，2022：74-75.

对养老驿站的动态监督，严格审查第三方机构的服务资质，监督其合理定价及服务质量，建立及时有效的监督反馈机制，推进失能老人居家养老补贴真正落到实处，让政府的福利政策及时还惠于民。

随着人们生活水平的日益提高，老年人的生活方式出现了较大改变。在北京，部分老年人开启"候鸟"式生活，随着季节变换选择在不同区域甚至不同城市生活。但是，大部分老年人随着年龄的增长，会患有各种慢性疾病。由于疾病早期症状不明显，且呈渐进式发展，部分老年人在"迁徙"过程中错失了参与健康管理的机会，造成了比较严重的后果。同时，部分老年人的疾病防控知识缺乏，在跨区域流动时，增加了传染病扩散的风险。对此，建议在个人健康卡中增加"家庭医生签约"信息，加强个人健康卡与医保信息的互通。对于"候鸟"式居住的失能老人，经两地家庭医生对接信息后，提供医保报销服务。

（六）广泛社会动员，创建可持续发展的社区志愿者服务体系

政府及有关部门应大力宣传邻里互助养老模式，培育社区居民的志愿精神，创建志愿者队伍，按照"就近、方便、自愿、关爱"原则，为老人特别是困难老人提供养老服务。邻里互助分为个别帮助和集体互助两种类别。个别帮助的互济互助一般呈现自发性、无序性，受帮扶者个人喜好和参与意愿的限制具有不稳定、临时性特点。集体互助具有组织性、持久性、有序性等优点[①]。在当前家庭照护者和家庭医生均显不足的双重困境下，社区志愿服务有望成为积极的外部资源补充。现阶段，北京市对于失能老人群体尚未形成系统规范的志愿者服务体系。然而，失能老人及其家庭对于志愿者服务却存在着明显而迫切的需求，主要体现在陪伴就医、上门临时照顾、日常生活用品购置等志愿服务领域。

在北京市的各类社区，目前开展的志愿者服务主要是辖区内企事业

① 吴飞.代际支持失衡背景下社会化居家养老模式设计［M］.北京：中国经济出版社，2022：172-173.

单位党员下社区活动等形式，服务多表现为偶发性，尚不具备连续性。访谈中部分失能老人及家属表示，期望有可长期相处或陪伴的志愿者，以期形成良好的社会帮扶关系。长期稳定的人际关系更容易让失能老人及其家属向志愿者适当释放心理压力、寻求有效的精神慰藉。为了改善志愿服务的连续性，建议各区民政部门及基层政府积极动员社区党员及不同专业领域的志愿者，与失能老人家庭建立一对一的帮扶机制。在心理上，给予失能老人所迫切需要的关怀和慰藉；在行动上，积极协助失能老人进行医疗卫生服务机构购药取药、陪伴失能老人就近就医等相关服务[①]。同时，为了提升志愿者的服务效率和服务质量，对于为失能老人提供志愿服务的志愿者，应当事先给予其系统规范的健康照护知识培训。建议由辖区居委会及相关部门，针对志愿者的个人情况与失能老人的身体状况进行精准对接。接受过健康照护知识培训并考核合格的志愿者，如面对失能老人出现突发健康状况时，应该有能力及时协助失能老人的家属作出积极的应急处置，从而有效保护失能老人的生命安全和基本的健康权益。

另外，为了充分调动志愿者服务的积极性和主动性，建议基层政府及有关部门探索性地建立志愿者激励机制。可参照上海等城市集志愿服务时间兑换、爱心捐赠、志愿者注册、志愿活动项目查询、志愿服务宣传、便民售卖等功能于一身的志愿服务时间兑换机模式，将每一名注册志愿者均纳入数字化档案中，其服务时间、服务类型等均会被记录在册，志愿者可凭借自己累积的志愿服务时间，在机器上兑换饮料、饼干等物品。通过"时间银行"或"公益银行"的志愿服务时长累积方式，促进志愿者之间的接力照料，使志愿服务在社区形成代际传递，保证志愿服务的可持续性，充分发挥志愿者的社会支持作用，形成互助共济有

① 张如意，彭迎春.多元互助视域下志愿者参与安宁疗护服务模式探析［J］.中国医学伦理学，2022，35（2）：230–235.

爱友善的社区环境氛围①。因此，社区志愿者服务体系的建立完善以及志愿者服务的蓬勃发展，在一定程度上有利于缓解失能老人家庭照护者的长期照护困境和生计压力，有利于促进失能老人家庭获得更多的社会支持和公共关注，也有助于拓宽失能老人了解外部世界的信息渠道，从而改善失能老人长期积聚的悲观情绪和厌世心理。因此，建立起规范、连续的志愿者服务体系，终将有助于纾解失能老人长期居家照护中的生存困境。

第三节　生命伦理视域下失能老人居家照护
生命质量改善路径探析

老年群体的生存状态和生命质量是社会全面发展过程中必须予以重视的民生关切问题。积极老龄化的生命伦理学意义在于对老年群体的健康和社会保障等领域需要给予更多的关注，强调老年人仍然可以参与社会、经济、文化和公共事务，为社会发展作出一定的贡献，从而实现其特有的生命价值。与传统的老龄化观念不同的是，积极老龄化不再将老年群体看作是"待养的特殊群体"，而是旨在重建老年人在养老体系中的主体地位。这种新时代下的生命观与发展理念，对于失能老人亦不例外。

生命观是对人的生命的根本观点和态度，也称为生命论。将生命作为认识对象并形成系统的观念，是关于生命的哲学观。生命观的发展经历了生命神圣论、生命质量论和生命价值论等不同阶段。其中，生命神圣论认为，人的生命是神圣的，具有最高的道德价值。关心人的生命、

---

　　①　张如意.北京市失能老人居家照护多元主体的健康责任研究［D］.北京：首都医科大学，2022：81–82.

尊重人的生命、维护人的生命，提倡患者的生命利益和健康利益高于一切。生命神圣论的积极意义在于使人珍重生命，有利于人类的生存和发展，驱使医护人员的医疗行为向着有利于增进和维护人的生命和健康的道德方向发展，保证了医学科学沿着人道主义的轨迹健康发展。但是，生命神圣论单纯强调生命至上和生命存在的绝对价值，没有认识到生命存在的相对性和有条件性。建立在对个体的纯粹生物学生命的朴素情感基础上，在重视人的生命数量及生物学生命时，忽视了人的生命质量及人的社会学生命。与生命神圣论不同的是，生命质量论强调人的生命价值不在于生命存在本身，而在于生命的质量，人们不应单纯追求生命的数量，更应关注生命的质量，增强和发挥人的潜能。尊重有质量的人的生命，也把接受人的死亡看成是尊重人的生命的基本内容。但是，只就人的自然素质去谈生命存在的价值，显然也是偏颇的。生命质量高低的判断标准也难以达成共识，更难以操作。遵循该理论可能会导致一些问题，如：有区别地对待生命，对于生命质量低下的人，没有义务加以维持和保存。而生命价值论，正是把生命神圣与生命质量相统一的崭新的生命伦理观；成为当代人类对人的生命干预的主要依据；人的生命价值是指人的生命所具有的满足人的需要的效用性，把人的生命的价值作为应该如何对待人的生命的尺度。生命价值包括：一是生命所具有的满足个人自身的效用，即生命的内在价值和自我价值；二是生命的外在价值，即把内在价值发挥出来，为社会创造物质财富和精神财富的社会价值[①]。生命价值论是对生命神圣论和生命质量论的继承和发展；是当代医学发展的需要，也是医学向人文回归的一种必然。对于失能老人而言，其生命质量受到躯体疾病的一定影响，他们的生命外在价值可能在某种程度上也会发挥受阻，但我们绝不能因此而对其采取偏见、歧视或者遗弃等

---

① 曹永福.“柳叶刀”的伦理：临床伦理实践指引［M］.南京：东南大学出版社，2012：124–137.

不当做法，反而更应该秉持对于特殊群体的生命关怀和关爱，在必要时对其施以援手，尽力改善其生存状态和生命质量，帮助其挖掘并实现特有的社会价值，让其真正体会到生命的尊严和存在的意义。

美国当代生命伦理学家汤姆·比彻姆（T.L. Beauchamp）和詹姆士·邱卓思（J.F. Childress）在其所著的《生命医学伦理原则》[①]一书中，提出了尊重自主、有利、不伤害和公正这4个生命医学伦理的基本原则。数十年来，生命伦理学四原则在国内外被广泛应用。我国生命伦理学界于1987年将四原则引入并应用于医疗卫生服务实践之中，以解决我国生命伦理领域的相关问题。

在本研究的理论思考和价值辨析中，拟基于生命伦理学四原则的价值内涵与理论启示，探寻失能老人居家照护中的生存状态和生命质量改善径路。为了切实优化失能老人的居家照护径路，可以从现实和理论两个层面入手。首先，在现实层面，拟通过构建老年友好型社区，鼓励失能老人的主动社会参与，满足失能老人的物质诉求和精神需求，有助于减少社会公众对失能老人的偏见和歧视，同时减少失能老人自我认同的偏差。其次，在理论层面，基于生命伦理学的尊重自主、不伤害、有利和公正原则，尊重失能老人的人格尊严和自主性，在日常生活照料和医疗护理服务中，不对失能老人造成不应有的躯体、精神及经济层面的伤害，维护失能老人的基本生存权益，尽力保障失能老人仍可以与普通老人以及其他年龄群体一样，共享社会公共资源和改革发展成果，从而切实提升其安全感、获得感和幸福感，以实现其就地养老和相对舒适且温暖美好的晚年生活愿景。

---

① 汤姆·比彻姆，詹姆士·邱卓思. 生命医学伦理原则［M］.5版.李伦，等，译. 北京：北京大学出版社，2014：59-262.

一、基于尊重原则的失能老人居家照护服务优化

生命伦理学的尊重原则，其实质是对患者的独立人格和自主权利的尊重和维护，包括尊重患者的人格和尊严，尊重患者的生命价值及基本权利等。在临床方面，尊重原则从根本上表达的是尊重患者的自主选择权，即尊重患者对关于自己的诊疗决策问题有经过深思熟虑后作出合乎理性的决定并据此采取行动的权利①。狭义的尊重自主原则要求尊重患者的人格权，而人格权通常包括生命权、健康权、身体权、姓名权、肖像权、名誉权、荣誉权、隐私权、遗体权。其中，人格是指个人的尊严、价值和道德品质的总和，是个人在一定的社会中的地位和作用的统一。尊严是对个人或集体的社会价值和道德价值的认识和自我肯定，承认人的生命价值的存在是最基本的尊严②。虽然较之普通群体而言，失能老人的生命质量表现为明显降低，但是，他们仍希望得到家人及社会的认可，其生命的尊严仍需得到基本的维护。因此，多元主体在为失能老人提供长期居家照护服务时，一定要维护其基本的人格和尊严，而不应该表现出各种的偏见和歧视，甚至是虐待。

尊重自主原则的意义在于从根本上体现和保障患者的健康权益，这在理论上有利于推进医学人道主义的内涵拓展，在实践上有助于医患各方正当权益的兼顾和协调。荀子曾言："仁者，必敬人。"在我国传统儒家思想中，与尊重原则相近的首先是"仁"，"仁"是一种认定的内在本质属性，既是一种人人具有的普遍的同情心和生命关怀，也是人与人、人与自然相处的基本的情感需要和态度。其次是"知止"，与自主原则相对应，指的是人人都有自主选择的权利，但每个人在自主选择的过程中均应明确自身的位置，懂得适时止步。

---

① 施永兴，罗冀兰.临终关怀学百科辞典［M］.上海：复旦大学出版社，2023：300.
② 曹永福."柳叶刀"的伦理：临床伦理实践指引［M］.南京：东南大学出版社，2012：91.

在医疗卫生服务实践活动中，尊重患者的人格权主要是强调医护人员要尊重患者独立而平等的人格及尊严，杜绝重"病"不重"人"及做出有损于患者人格的事项。广义的尊重自主原则要求尊重患者的人格权和自主权，是指对自主的人及其自主性的尊重。患者的自主权通常包括自主选择权和自主决定权。患者的自主权是建立在医护人员为患者提供正确、适量且患者能够理解的信息之上，且患者必须有一定的自主能力，包括自我控制能力和执行自主行动的能力。对于失能老人来说，其行动能力多数已呈现出明显受限之势，其自主性也因此会受到一定程度的限制。

　　德国哲学家康德认为，"无论对自己或对别人，你始终要把人看成目的，而不要把他看作工具或手段"，"人是道德律的主体"①。每一个个体都是独立的，都有其存在的合理性及其生存价值，均应该获得其应有的尊重。对此，失能老人作为一个独立存在的生命个体，仍有其独特的生存价值，也需得到其应有的尊重。康德认为，尊重自主源于承认所有人都具有无条件的价值，每个人都有决定自身道德命运的能力。侵犯一个人的自主，就是仅把这个人作为手段来对待。而密尔则关注的主要是自主主体的个性，认为社会应该允许个人根据自己的信念来发展，只要他们没有干涉他人同样的自由表达，当他人持有错误观点时，我们有时有义务设法说服他们②。履行尊重病人的义务，要求医生帮助病人克服依赖感，实现尽可能多的掌控。尊重自主的这些积极义务在一定程度上源于医疗专业人员对病人的特殊信托义务③。在针对失能老人的长期居家医疗护理服务中，医护人员对于其仍需履行必要的尊重义务，尊重其自由地表达意愿和自主选择的权利，并在健康维护和管理实践中尽力帮助其降低对

　　① Kant I. Foundations of the Metaphysics of Morals, trans. Lewis White Beck; the Doctrine of Virtue［M］. Philadelphia: University of Pennsylvania Press, 1964, 127.
　　② J.S.Mill, On Liberty［M］. Toronto: University of Toronto Press, 1977: 123–138.
　　③ 汤姆·比彻姆，詹姆士·邱卓思. 生命医学伦理原则［M］. 5版. 李伦，等，译. 北京: 北京大学出版社，2014: 64–65.

失能老人的居家照护与生存境遇

于他人的过度依赖感。

每一个生命都有尊严。对于失能老人而言，虽然他们中的多数人部分或全部丧失了基本的行动能力，但是，他们的思维意识有些仍处于清醒状态，他们对于自己的健康状况和治疗方案仍具备一定的自主选择权和自主决定权。对此，家庭照护者在为失能老人提供日常居家照护服务时，应征询失能老人自身的真实意愿和利益诉求，尽可能以其可以接受的方式为其提供适宜适用的居家照护服务。

作为签约失能老人的家庭医生服务团队，在入户上门为失能老人提供居家照护服务时，同样需要注意尊重失能老人的人格和尊严。在开展诊疗服务前，家庭医生要为失能老人的自主选择提供充分条件，即通过知情同意，来实现对患者自主性的尊重。家庭医生有义务向失能老人及其家属详细解释病情，告诉他们治疗或不治疗可能会出现的情况；告诉他们各种可能的治疗方案；提出家庭医生认为的最佳治疗方案；告诉他们要实施的治疗方案的注意事项以及需要他们如何配合治疗等。家庭医生通过与失能老人及其家庭照护者共商治疗和护理方案，以期实现医患共同决策。另外，在诊疗过程中，家庭医生要注意妥善保护失能老人的隐私，尊重其隐私权，对于涉及失能老人身体隐秘部位的检查和诊疗、致其不适的检查和诊疗以及老人或家属提出疑问的情况等，要进行耐心的解释说明并进行相应的风险告知。另外，尊重患者的自主性并非是绝对的，它以不违背法律、法规和社会公共利益、社会公共道德为前提。如果患者的自主性与上述前提发生矛盾时，应该拒绝患者的"非分选择"。家庭医生在尊重失能老人自主权的同时，还应妥善处理好患者自主与医方做主二者之间的矛盾和冲突，并履行帮助、劝导，甚至在必要时限制患者及其亲属选择的责任。

在长期的居家照护过程中，如果失能老人已经陷入失智的不良状态，当他们已无法有效维护自己的权利时，他们的自主性实现会受到明显的限制。此时，对他们需要加以特别的或额外的保护，应由其法定代理人或者监护人代替他们作出适宜的决定。

二、基于不伤害原则的失能老人居家照护服务优化

不伤害原则也称无伤原则，是指在医疗服务中不使患者受到不应有的损伤。不伤害原则要求在医疗服务中首先考虑到和最大限度地降低对患者的伤害。不伤害不是绝对的，多数医学检查和临床治疗方案在实施的同时，也会给患者带来生理或心理上不可避免的伤害。但是，不伤害原则要求对不可避免的伤害一定要控制在最低限度内。不伤害原则对医护人员的具体要求包括：强化以患者为中心的动机和意识，杜绝有意和责任伤害；恪尽职守，防范无意但却可知的伤害以及意外伤害的出现，不给患者造成本可避免的身体上、精神上的伤害和经济损失；正确处理审慎与胆识的关系，经过风险与治疗、伤害与受益的比较评价，选择最佳诊治方案，并在实施中尽最大努力，把不可避免但可控伤害控制在最低限度之内[①]。

处于长期治疗中的病人，是最容易受伤害的群体，代表他们作医疗决定时，我们应该关注是否会导致作为社会整体黏合剂的道德义务的缺失[②]。据报道，1997年在美国200多万死者中，有75%的人死在由陌生人照料的疗养院（19%）或医院（56%），耗费了家庭和社会相当多的资源[③]。医治病人的义务要求提供与病人的偏好和利益（在公正分配政策设定的范围内）一致的治疗，而不是提供具有社会象征意义的治疗。由于医疗伤害常常是医疗实践的伴生物，不伤害患者既是传统的行医规则，也是医学人道观念

---

①　施永兴，罗冀兰.临终关怀学百科辞典［M］.上海：复旦大学出版社，2023：301.

②　汤姆·比彻姆，詹姆士·邱卓思.生命医学伦理原则［M］.5版.李伦，等，译.北京：北京大学出版社，2014：125.

③　Centers for Disease Control, National Center for Health Statistics. New Study of Patterns of Death in the United States［EB/OL］.［1998-02-23］. http：//www.cdc.gov/nchs/released/98sheets/93nmfs.htm.

的主要体现。《黄帝内经》中"征四失论""疏五过论"等医德戒律的基本精神已对医者不伤害患者作出要求，反映的是"万物悉备，莫贵于人"的人本主义思想。《希波克拉底誓言》中也明确提出了"检束一切堕落及害人行为，我不得将危害药品给予他人，并不作此项之指导，虽有人请求亦必不与之"等不伤害患者的要求。不伤害患者是医学人道主义传统的重要组成部分，其意义在于权衡利害之后的利大于弊，强调医护人员要为患者负责，保护患者的健康和生命，努力使患者避免受到不应有的伤害[①]。

每一个生命都希望自己能够被他人善待。对于失能老人而言，不伤害原则既体现的是一种社会层面的体恤和怜悯，也是社会公众对于特殊群体应有的帮扶和关爱。因此，无论在为失能老人提供日常生活照料，还是在为其提供医疗护理服务过程中，各方主体都应该本着应有的基本善意，避免对失能老人造成不必要的躯体或者精神的伤害，同时也要避免对其个人或家庭造成额外的经济损失，以免加重其病情发展或情绪障碍。由于有些失能老人长期卧床，他们需要定期更换胃管、鼻饲管或者导尿管等特殊服务，在插管或拔管的过程中，容易导致失能老人出现管道或者脏器的意外伤害。因此，对于为失能老人提供上门医疗护理服务的家庭医生团队人员的操作技能有着更高的技术要求，以尽可能地做到对失能老人造成的伤害最小化。

三、基于有利原则的失能老人居家照护服务优化

有利原则也被称为行善原则，是指把有利于患者健康放在首位并切实为患者谋利益的伦理原则。有利原则要求医护人员的诊疗行为对患者确有助益，即以保护患者利益、促进患者健康、增进患者幸福为根本目

---

① 施永兴，罗冀兰.临终关怀学百科辞典［M］.上海：复旦大学出版社，2023：301.

的。在医疗卫生服务实践中，有利原则要求医护人员树立全面利益观，科学客观地思考以患者健康为核心的患者权益；提供最优质的服务，努力使患者受益；努力预防或减少难以避免的伤害；全面权衡利害得失，选择受益最大、伤害最小的医疗决策；坚持公益原则，将有利于患者同有利于社会公益有机统一起来①。道德不仅要求我们自主待人和避免伤害他人，而且要求我们增进他人福利。这种有利行为属于"有利原则"的范畴。有利原则比不伤害原则可能要求更高，因为行为主体必须采取积极的措施帮助他人，而不只是避免有害行为②。《希波克拉底誓言》中明确了为病家谋利益的行医信条，1949年世界医学协会采纳的《日内瓦宣言》中规定患者健康是医生首先需要考虑的。在中国，利他助人思想是最早的医德观念的精髓，后来逐步发展为行善、医乃仁术的行医准则。有利原则被视为善待患者的首要原则，也被看作是医学道德的最高原则，当医学道德原则之间发生矛盾和冲突时，医护人员的医学道德行为选择以不违背有利原则为基准。

哲学家休谟认为，增进他人利益的义务源自社会互动，"我们所有增进社会利益的义务，似乎都暗含一些互惠的东西。我从社会获得利益，因此，应当促进社会利益"③。休谟的互惠理论表明，我们有帮助他人或增进他人利益的义务，至少部分是因为我们从他人那里接受了或将接受有利的帮助④。但是，每一个生命都有潜藏自利的本性之可能，我们在对他人比如失能老人施以援手的同时，也会提升自我的社会价值，因此，出于利他的动机和目的，也会在付出行动之后收获自利的特殊增益效果。

对于失能老人而言，多元主体基于有利原则的帮助或扶持，体现的

① 施永兴，罗冀兰.临终关怀学百科辞典［M］.上海：复旦大学出版社，2023:300.
② 汤姆·比彻姆，詹姆士·邱卓思.生命医学伦理原则［M］.5版.李伦，等，译.北京：北京大学出版社，2014：166.
③ David Hume. Essays：Moral, Political, and Literary［M］. Eugene Miller. Indianapolis, IN: Liberty Classics，1985.
④ 同②：169.

是一种利他助他的善行。比如社区志愿者为失能老人所提供的助医、助浴、读报或陪伴聊天等日常服务行为，目前均为无偿提供。社会群体之间的互助共济，不仅改善了社区整体的友善生态氛围，也提升了志愿者在服务提供中的自我价值实现感。而作为志愿者服务的"时间银行"服务时长累计模式的建立，使志愿者在利他的同时，也实现了另一层面的远期自利和终身获益。

对于家庭照护者来说，他们在为失能老人提供居家照护服务之时，应尽量从失能老人的身心健康角度进行考虑，让其尽可能地获得相对舒适、安全、惬意的家庭生活。家庭照护者在改善失能老人的居家生存体验的同时，也是自己的劳动付出获得失能老人和其他家庭成员认可的过程。他们出于利他的良善动机，也会收获助人的快乐与幸福，从而促进家庭照护者能够对失能老人真正做到"心中有爱、传递温暖、给予关怀"。

有利原则有时也会被视为一种为他人利益而行动的道德责任。虽然很多善举并不是义务的，但是，有利原则却支持一种旨在帮助他人增进其重要的和正当的利益的义务。无论是基于人性的需要，还是社会发展的需要，倡导和实施有利原则均是有必要的[①]。对此，各方主体在为失能老人提供居家照护服务之时，应尽可能地权衡利弊得失，要保证每项举措对于失能老人而言是确有助益的，以期真正为失能老人的健康生活增进福祉，从而实现其生存利益的最大化。

四、基于公正原则的失能老人居家照护服务优化

公正原则是指医护人员在医疗卫生服务中公平地对待每一位患者。社会上的每位个体都具有平等合理享受医疗卫生资源或享有公平分配的权

---

① 刘玮玮.当代中国老年健康伦理研究［M］.北京：中国社会科学出版社，2021：165.

利。其中，健康是公民的基本人权，不应受个人所处环境、条件、社会地位等不同而有所差别。健康公平是起点公平、机会公平的重要标志。公正原则在医疗卫生服务实践中，要求医护人员合理分配和实现人们的医疗和健康利益。公正由形式公正与内容公正组成。形式公正是指对同样需要的患者给予相同的待遇，对不同需要的患者给予不同的待遇。内容公正是指依据患者的地位、能力、贡献、需要等，合理分配相应的负担和收益。当代倡导的医学服务公正观强调形式公正与内容公正的有机统一，即具有同样医疗需要以及同等社会贡献和条件的患者，则应得到同样的医疗待遇，不同的患者则分别享受有差别的医疗待遇；在基本医疗保健需求上要做到绝对公正，即应人人同样享有；在特殊医疗保健需求上要做到相对公正，即对有同样条件的患者给予同样满足[①]。唐代孙思邈在《大医精诚》中提出："若有疾厄来求救者，不得问其贵贱贫富，长幼妍媸，怨亲善友，华夷愚智，普同一等，皆如至亲之想。"反映的正是平等待患的公正思想。现代社会的公正理念仍要求医护人员平等对待每一位患者，在实践中体现的是对患者人格尊严、健康权益的普遍尊重和给予患者温暖关怀的医学人道品质和人文素养。因此，公正原则是现代医学服务高度社会化的集中反映和有力体现，其社会价值主要在于有效协调日趋复杂的医患关系，合理解决日趋凸显的卫生资源分配中所出现的基本矛盾[②]。

桑德尔认为，要看一个社会是否公正，就要看它如何分配我们所看重的物品——收入与财富、义务与权利、权力与机会、公共职务与荣誉等。一个公正的社会以正当的方式分配这些物品，它给予每个人以应得的东西[③]。丹尼尔斯根据罗尔斯的"机会均等"原则，论证了一种公正的医疗体系，认为影响医疗服务分配的制度应当尽可能地允许每个人获得

---

① 曹永福."柳叶刀"的伦理：临床伦理实践指引［M］.南京：东南大学出版社，2012：301.

② 施永兴，罗冀兰.临终关怀学百科辞典［M］.上海：复旦大学出版社，2023.

③ 迈克尔·桑德尔.公正：该如何做是好?［M］.2版.朱慧玲，译.北京：中信出版社，2012：19.

社会提供的正常范围的公平机会。社会有消除或减少阻碍公平平等机会之障碍的积极义务。这一义务扩展到了帮助后者补偿各种特殊群体的计划上。因此，疾病和残障不应该成为个人实现基本目标之机会的障碍①。医疗资源的分配应该通过机会的公平平等来确保公正。公平机会规则认为，有缺陷的人能够弥补受命运支配的偶然性的不公所导致的利益损失。有功能缺陷的残疾人需要医疗手段来帮助其拥有更强的功能，并在生活中拥有平等的机会。如果他们对自身残疾负有责任，那可能就没有享有医疗服务的资格；如果他们对自身残疾没有责任，那公平机会规则认为，他们应该获得医疗服务，以避免因偶然因素带来的不幸后果②。对于失能老人而言，致其失能的原因绝大多数缘于其所患的慢性疾病或者意外伤害。他们仍享有医疗服务的资格，政府及有关部门应该切实保障其公平享有健康保障和获得基本医疗卫生服务的权利。

在失能老人的长期居家照护服务中，社会制度对于失能老人的均等惠及，社会资源对于失能老人的公正分配，照护者对于失能老人的友善关爱，均是公正原则在社会实践中的有力体现。

从公正原则的视角来看，患者与医护人员在社会地位、人格尊严上是相互平等的。患者处于身体、心理的痛苦状态，理应得到医学所给予的公平关怀。尤其是对于失能老人来说，他们更需要得到社会层面的公正公平的关爱。在服务态度和服务质量上，以及基本医疗保健需求的满足方面，公正应该是绝对的或者是以绝对性为主导的。在多层次医疗保健需求尤其是特殊医疗保健需求的满足方面，公正只能是以相对性为主导的或者是相对的。对于失能老人的医疗卫生服务，应该主要侧重于基本医疗保健需求层面，以维持其日常基本生活状态，而并非以无法逆转

① Daniels. Just Health Care［M］. New York：Cambridge University Press, 1985：26-38.
② 汤姆·比彻姆，詹姆士·邱卓思. 生命医学伦理原则［M］. 5版. 李伦，等，译. 北京：北京大学出版社，2014：228-229.

的躯体疾病治愈为目的。

基于公正原则考虑，在失能老人的居家照护中的性别分布不公现象，也应得到社会层面的合理对待。由于失能老人的实际需要而致多数女性家庭照护者长期处于居家状态中，她们的生计利益和职业发展均会受到严重影响，致使其失去和同年龄段的其他女性及男性群体的公平竞争机会，她们的社会存在感和个人价值感会因之而明显降低，导致她们对于优质的社会资源和岗位机会也存在一种被剥夺感。

约翰·罗尔斯认为，"我们可以设想一种公开的正义观，正是它构成了一个组织良好的人类联合体的基本条件"①。基于罗尔斯的公开正义观，失能老人作为社会当中最为特殊的一类群体，在社会资源的公开分配领域，更需体现出对于失能老人所特有的社会高度关注，以保障失能老人的基本生存权益和健康保障权利，以期在多元主体之间实现从人类利益共同体走向情感共同体甚至是价值共同体的演进之路。

每一个生命都希望存在于公平正义的社会之中。对于失能老人而言，制度不公的现象仍不可避免地存在，主要包括社会资源能否真正做到在失能老人和其他群体之间的公正分配？社区环境和家庭环境能否针对失能老人的个体特点进行必要的适老化改造？失能老人的社会参与能否不被其他年龄群体所歧视？失能老人的医疗卫生服务需求能否得到多元主体及时有效的响应？实践表明，社会制度对公众行为具有一定的价值导向作用，对此，决策者在制定针对失能老人的相关制度时，应充分征询并切实了解失能老人的生存困境和利益诉求，探寻解决对策优先集的综合排序，以期逐步推进失能老人居家照护服务模式的近期改观和远期优化。

---

① 约翰·罗尔斯.正义论［M］.何怀宏，何包钢，廖申白，译.北京：中国社会科学出版社，1988：58.

结　语

　　在急遽瞬变的现代化社会，在推进健康老龄化和积极老龄观的实现进程中，如何为失能老人及其家庭进行适度赋能？如何让失能老人也能融入普通的社区环境和社会生活？如何切实改善失能老人及其家庭照护者的生活状况和生存境遇？如何提升失能老人的安全感、获得感和幸福感？如何让这一类特殊的隐蔽群体也能参与共享改革与发展的成果？对于这一系列难题的思考与追问，终将会成为决策者、管理者和执行者持续奔赴的目标和努力的方向，同时也是需要其不断创新重构的蓝图与愿景。

附录

附录一：失能老人及其家庭照护者调查问卷

问卷编号□□□□

失能老人及其家庭照护者调查问卷

亲爱的居民：

　　您好！

　　我们正在进行一项有关居家照护老人的相关调查，旨在了解老年人居家照护服务的现状及困境，老年人对相关服务的需求程度及服务开展的有效性。本问卷可能需要耽误您30分钟左右的宝贵时间，问卷将采取匿名方式，所填内容将严格保密，问卷结果仅用于课题研究。为保证结果的有效性，请您如实回答每个问题。衷心感谢您的支持与参与！祝您生活愉快！

"北京市失能老人居家照护研究"课题组

　　调查时间：＿＿＿年＿＿＿月＿＿＿日　　　　调查地点：

第一部分　居家照护的失能老人相关问题

一、基本情况

1.性别：　①男　　②女

2.年龄：_____岁

3.您处于目前这种身体状况的累计时间有：_____年

4.您目前能够完成以下动作的情况：

	洗澡	穿衣	如厕	吃饭	平地行走	上下楼梯
能独立完成						
需协助完成						

备注：在方框内打钩。

5.您是否患有以下慢性疾病？（可多选）

①无　　②高血压　　③2型糖尿病　　④冠心病　　⑤脑卒中

⑥骨关节病　　⑦慢性支气管炎　　⑧高脂血症　　⑨其他慢性疾病

_____（请注明）

6.您的家庭常住人口数为____人。您与谁长期居住在一起？（可多选）

①独居　　②和老伴儿同住　　③和子女同住

④和老伴儿、子女同住　　⑤和看护人员同住

⑥和看护人员、老伴儿、子女同住

⑦其他人_____（请注明）

7.您的家庭年均收入：

①10000元以下　　②10001~30000元　　③30001~50000元

④50001~70000元　　⑤70001~90000元　　⑥90000元以上

8.一年内您居家照护服务需要花费的费用（元）：（包含但不仅限于为老年人购买医疗卫生服务、雇用护工、购药等）

①1000以内　②1001~3000　③3001~5000　④5001~7000

⑤7001~9000　⑥9000以上

9.您目前的医疗费用支付方式是（可多选）：

①城乡居民医疗保险　　②城镇职工医疗保险　　③低保医疗救助

④商业医疗保险　　⑤自费　　⑥公费医疗

二、服务需求

1.近一年来，您接受过以下哪些机构、部门或个人为您提供的服务（可多选）：

①家人照护服务　　②家庭医生照护服务　③社区（居委会）照护服务

④政府经济补贴服务　　⑤志愿者照护服务　　⑥其他　　⑦无

2.上述多个主体可以共同为您提供以下哪些服务项目（可多选）：

①起居照料　　②收拾家务　　③看病送药　　④康复保健

⑤心理疏导　　⑥娱乐（打牌）或聊天　　⑦日常购物

⑧其他_____

3.您认为您更需要下列哪些医疗护理服务？请根据您的实际情况选择相应项目：

	完全不需要	不太需要	一般	比较需要	非常需要
①肢体或功能康复训练					
②慢性病常规治疗					
③疾病用药指导					
④定期体格检查					
⑤血压血糖等健康指标动态监测					
⑥危急重症紧急处理					

4.您认为您更需要下列哪些心理服务及社会支持？请根据您的实际情况选择相应项目：

	完全不需要	不太需要	一般	比较需要	非常需要
①聊天					
②打牌、唱歌等文化娱乐活动					
③提供法律援助					
④呼叫求助系统					

5.根据您目前的身体状况，您最期望的养老方式是：

①社区与居家养老相结合

②居家养老（a.独居或与老伴儿一起；b.与老伴儿、子女一起；

c.与护工一起）

③住在子女家养老

④在养老机构养老

⑤根据气候选择养老地域（a.外地的子女家；　　b.外地的养老院；

c.其他）

6.当您个人生活不便的时候，您最希望由谁来照料（可多选）

①配偶　②子女　③亲戚　④ 社区人员　⑤雇专人照料　⑥到养老
机构找护理员　　⑦其他_____

7.您接受过家庭医生提供的下列哪些服务内容?

①基本医疗服务　②上门护理服务　③体格检查　④健康咨询或健
康教育　⑤长期用药指导　⑥电话随访　⑦心理疏导　⑧家庭病床服
务　⑨其他_____（请注明）

8.您认为以下各方应当分别为失能老人居家养老服务，承担多大比例
的照护责任？采用10分制记分方式（比如政府2；家医3；家人3；社会1；
个人1）

①政府：　　②家庭医生：　③家人：　　④社会团体：　　⑤个人：

三、EQ-5D指数量表

1.请在以下各组的方框中勾选出最能描述您目前身体状况的语句：

行动

①我可以四处走动，没有任何问题　　　　　□

②我行动有些不便　　　　　　　　　　　　□

③我卧病在床　　　　　　　　　　　　　　□

自我照顾

①我能够照顾自己，没有任何问题 □

②我洗漱、洗澡或穿衣服有些问题 □

③我无法自己洗漱、洗澡或穿衣服 □

日常活动（如：工作、学习、家务、家庭或闲暇活动）

①我能从事日常活动，没有任何问题 □

②我从事日常活动方面有些问题 □

③我无法从事日常活动 □

疼痛或不舒服

①我没有任何疼痛或不舒服 □

②我觉得中度疼痛或不舒服 □

③我觉得极度疼痛或不舒服 □

焦虑或沮丧

①我不觉得焦虑或沮丧 □

②我觉得中度焦虑或沮丧 □

③我觉得极度焦虑或沮丧 □

2.如果最佳的健康状态标记为100分，最坏的健康状态标记为0分，按照您个人目前的实际状况和感受，您给自己的健康状况标记为多少分？

第二部分　失能老人家庭照护者相关问题

一、相关问题

1.性别：①男　②女

2.年龄：

3.文化程度：

①小学及以下　②中专或中学　③大专　④大学及以上

4.您与老人的关系：

①夫妻　　②子女　　③其他：＿＿＿＿＿

5.您目前的个人工作职业情况：

①全职　②兼职　③退休　④失业

6.您觉得您在居家照顾老人时面临的主要困难有哪些（可多选）：

①照护老人与自身工作时间冲突　　②缺乏专业的照护知识

③家庭成员之间对老人的照护责任分担不均

④与老人沟通交流有难度　　⑤照护服务工作强度大

⑥缺少社会力量的支持　　　　　　⑦其他＿＿＿＿＿

7.您认为以下哪些方式可以减轻您的照护负担（可多选）：

①找护工、保姆替代　　②向朋友亲人倾诉

③寻找专业的照护机构　　④寻求专业的心理帮助

⑤借助药物支持（抗抑郁药，安眠药）

⑥社会福利，社会慈善组织（志愿者）帮助　　⑦政府经济补助

⑧其他：＿＿＿＿＿

二、社会支持评定量表（SSRS）(仅家属作答，雇用保姆无须作答)

1.您有多少个关系密切，可以得到支持和帮助的朋友？

①一个也没有　②1~2个　③3~5个　④6个或6个以上

2.近一年来您：

①远离家人，且独居一室　　②住处经常变动，多数时间和陌生人在一起

③和同学、同事或朋友住在一起　　④和家人住在一起

3.您与邻居：

①相互之间从不关心，只是点头之交　　②遇到困难可能稍微关心

③有些邻居很关心您　　　　　　　　④大多数邻居都很关心您

4.您与同事

①相互之间从不关心，只是点头之交　　②遇到困难可能稍微关心

③有些同事很关心您　　　　　　　　④大多数同事都很关心您

5.您从家庭成员中得到的支持和照顾

	无	极少	一般	全力支持
A.夫妻（恋人）				
B.父母				
C.儿女				
D.兄弟姐妹				
E.其他成员（如嫂子）				

6.过去，在您遇到急难情况时，曾经得到的经济支持和解决实际问题的帮助来源有：

①无任何来源　　　　　　　②下列来源（可多选）：

A.配偶　B.其他家人　C.朋友　D.亲戚　E.同事　F.工作单位

G.党团工会等官方或半官方组织　H.宗教、社会团体等非官方组织　I.其他（请列出）

7.过去，在您遇到急难情况时，曾经得到的安慰和关心的来源有：

①无任何来源　　　　　　　②下列来源（可多选）：

A.配偶　B.其他家人　C.朋友　D.亲戚　E.同事　F.工作单位

G.党团工会等官方或半官方组织　H.宗教、社会团体等非官方组织　I.其他（请列出）

8.您遇到烦恼时的倾诉方式

①从不向任何人诉求　　　②只向关系极为密切的1~2个人诉求

③如果家人或朋友主动询问您会说出来

④主动诉求自己的烦恼，以获得支持和理解

9.您遇到烦恼时的求助方式

①只靠自己，不接受别人帮助　　②很少请求别人帮助

③有时请求别人帮助　　④有困难时经常向家人、亲友、组织求援

10. 对于团体（如党团组织、宗教组织、工会、学生会等）组织活动，您：

①从不参加　　　②偶尔参加

③经常参加　　　④主动参加并积极活动

衷心感谢您的支持与参与！祝您生活愉快！

附录二： 签约失能老人的家庭医生调查问卷

问卷编号□□□□

签约失能老人的家庭医生调查问卷

尊敬的家庭医生：

　　您好！

　　我们正在进行一项"失能老人居家照护"的相关调查，旨在了解失能老人居家照护服务现状及困境，失能老人对相关服务的需求程度及服务开展的有效性。本调查问卷采取匿名化，且内容将严格保密，结果仅用于课题研究。为保证问卷的有效性，请您如实回答每个问题。衷心感谢您的支持与参与！

"北京市失能老人居家照护研究"课题组

调查时间：＿＿＿年＿＿＿月＿＿＿日　　　　　　调查地点：

一、基本情况

1.性别： ①男　　②女

2.年龄：＿＿＿＿＿＿岁

3.您的学历：

①初中及以下　② 高中/中专/技校　③大专　④本科　⑤研究生及以上

4.您目前从事的岗位：

①全科医生　②专科医生　③中医医生　④康复医生　⑤护理人员

⑥防保人员　⑦药剂人员　⑧其他（　　　　　）

5.您的医师执业类别属于下列哪类：

①无　　②临床（包括全科）　③临床（不包括全科）

④中医　⑤口腔　　　　　　⑥公卫

6.您的职称：

①暂无　　　　　②初级　　　　　③中级

④副高　　　　　⑤正高

二、家庭医生签约服务情况

1.您所在的家医团队目前签约的居民数量_____（人）；其中签约的老年人数量_____（人）；失能老人数量_____（人）。

2. 您或您所在的团队通常多久为失能老人提供一次免费上门服务？

①从未提供　②每年一次　③半年一次　④一季度一次　⑤一个月一次　⑥其他

3.在您签约的失能老人中，大多数失能老人对收费上门服务的需求是什么情况？

①从来没有　②每年一次　③半年一次　④一季度一次　⑤一个月一次　⑥其他

4.您为失能老人进行一次上门服务通常大约需要占用多长时间？

①半小时到1小时　② 1小时到2小时　③ 2小时到3小时　④3小时及以上

5.失能老人的家属（配偶或子女等）一般多久会向您询问老人的健康

状况？

　　①没有询问过　②每年一次　③半年一次　④一季度一次　⑤一月一次　⑥其他

　　6.在您为失能老人提供上门服务的过程中，家属或其他看护人员在一旁观看您服务的次数多吗？

　　①几乎不在　②很少在　③一般都在　④大多数时间都在　⑤几乎每次都在

　　7.在照护失能老人的过程中，家属是否会配合您开展相关服务工作？

　　①几乎不会　　②偶尔会　　③一般都会　　④经常会　　⑤几乎每次都会

　　8.您目前为失能老人实际提供的免费签约服务内容具体包括：（可多选）

　　①基本医疗服务　　②上门护理服务　　③体格检查　　④健康咨询或健康教育　　⑤长期用药指导　　⑥电话随访　　⑦心理疏导　⑧家庭病床服务　　⑨其他_____（请注明）

　　9.您认为失能老人最需要的服务内容有哪些？请选出前三项并排序：

　　①基本医疗服务　　②上门护理服务　　③体格检查　　④健康咨询或健康教育　⑤长期用药指导　　⑥电话随访　　　⑦心理疏导　⑧家庭病床服务　　⑨其他_____（请注明）

　　10.您认为失能老人在家庭医生为其提供医疗卫生服务时最关注哪些因素？（可多选）

　　①医术水平　　②服务态度　　③收费标准　　④药品种类⑤其他_____（请注明）

　　11.您认为失能老人居家照护方式的主要缺陷有哪些？（可多选）

　　①缺乏专业的护理人员　②缺乏照护经费和相关设备　　③缺乏康复服务　④缺乏心理疏导　　⑤家属参与度低　　⑥其他_____（请

注明）

12.影响您为失能老人提供服务的主要原因有哪些？请选出前三项并排序：

①失能老人及家属不配合　②相关政策缺失，开展服务有困难

③团队人员少，工作强度大　④签约服务内容不合理，家医责任承担大　⑤老人失能等级较高，服务开展难度大　⑥家属提出签约服务之外的额外要求　⑦其他_____（请注明）

13.您认为依靠家庭医生和失能老人家属是否能够满足老人的大部分服务需求？

①完全不能满足　②基本不能满足　③一般可以满足　④基本满足　⑤非常能满足

14.您认为家庭医生团队在失能老人居家照护服务模式中发挥作用的重要程度如何？

①很不重要　②不太重要　③一般　④比较重要　⑤非常重要

15.您在服务过程中，遇到过家属因失能老人签约家庭医生后而出现照护责任推诿的情形吗？

①从来没有遇到过　②很少遇到　③偶尔遇到　④经常遇到　⑤总是遇到

16.您认为失能老人家属能够协助您提供哪些服务？

①起居照料　②心理疏导　③陪同就医　④文娱或社交活动陪伴（打牌等）　⑤协助康复治疗　⑥其他（请注明）

17.您认为建立家庭病床居家养老与老人入住相关机构医养结合相比，哪种方式更有利于改善失能老人的生命质量？

①两者都适合　②建立家庭病床居家养老　③入住机构医养结合　④其他（请注明）

18.您认为社会志愿者在失能老人居家照护服务模式中发挥作用的重

要程度如何？

①很不重要　②不太重要　③一般　④比较重要　⑤非常重要

19.如果需要志愿者团队参加失能老人居家照护服务，您认为志愿者可以在哪些方面为老人提供服务？

①起居照料　②心理疏导　③陪同就医　④文娱或社交活动陪伴　⑤协助康复治疗　⑥其他

20.您认为参与失能老人照护服务的志愿者应当具备哪些基本素质要求？

①责任心　②爱心　③细心　④乐于奉献的精神　⑤基础医疗知识　⑥其他

21.您认为失能老人选择居家照护服务模式，对改善其生命质量的有利程度？

①弊大于利　②一般　③利大于弊

22.您认为为了改善失能老人的生命质量，下列哪些主体应该积极发挥作用？请对下列所有选项进行排序：

①政府职能部门　②家庭医生团队　③失能老人及家庭成员　④社会福利机构　⑤社会志愿者团体

23.您认为以下各方应当分别为失能老人居家照护服务，承担多大比例的照护责任？采用10分制记分方式（比如政府2，家医3，家人3，个人2）

①政府　　②家庭医生　　③家人　　④社会团体　　⑤个人

24.针对辖区内的失能老人居家照护服务现状，您认为亟待解决的问题有哪些？对失能老人居家照护服务模式有哪些具体的改进建议？

衷心感谢您百忙之中给予的支持！

附录三： 失能老人及其家庭照护者访谈提纲

访谈编号□□□□

失能老人及其家庭照护者访谈提纲

亲爱的居民：

您好！

我们正在进行一项有关居家照护老人的相关调查，旨在了解老年人居家照护服务的现状及困境、老年人对相关服务的需求程度及服务开展的有效性。本次访谈主要以面对面谈话形式进行，可能需要耽误您30分钟的宝贵时间，访谈将采取匿名方式，访谈内容将严格保密，访谈结果仅用于课题研究。为保证访谈的有效性，请您如实回答每个问题。衷心感谢您的支持与参与！祝您生活愉快！

"北京市失能老人居家照护研究"课题组

访谈对象：_____

访谈员：_____

访谈时间：____年____月____日　　　　访谈地点：

1.访谈对象性别：①男　　②女

2.访谈对象年龄：

3.您是由于什么原因导致目前这种身体状况，这种状况持续多长时间了？

4. 您在目前这种身体状况下，能独立完成以下哪些活动呢？（①洗澡　②穿衣　③如厕　④转移　⑤沐浴　⑥行动）

5. 您是否患有慢性疾病？（如：①高血压；②2型糖尿病；③冠心病；④脑卒中；⑤骨关节病；⑥慢性支气管炎；⑦高脂血症等）

6.您家庭年均收入大致是什么水平呢？

①10000元以下　②10001~30000元　③30001~50000元

④50001~70000元　⑤70001~90000元　⑥90000元以上

7.您家庭一年为老人居家照护服务花费的费用大概有多少？（包含但不仅限于为老年人购买医疗卫生服务、雇用护工、购药等）（①小于1000元　②1001~3000元　③3001~5000元　④5001~7000元　⑤7001~9000元　⑥9000元以上）您是否有医疗保险？保险类型是？（①城乡居民医疗保险　②城镇职工医疗保险　③低保医疗救助　④商业医疗保险　⑤公费医疗　⑥自费）

8.您平时在家中主要由谁来照护呢？（爱人？子女？亲戚？保姆？其他人？请注明）您觉得家庭成员在承担老年人照护服务方面应该如何进行合理的责任划分？您的家庭成员在日常照护中存在哪些困难？您希望是长期稳定地使用同一照护人员还是定期更换提供照护人员？为什么？

9.现在除了您家人外，是否还有其他人比如社区居委会（村委会、街道办事处）、志愿者、邻居、照护机构等，在日常生活中为您提供照护服务呢？您希望社区或照护机构在哪些方面为您提供帮助？

10.您自己比较愿意选择哪种照护方式：居家照护？养老机构集体照护？社区日间照护？为什么？您选择这种照护方式的主要原因是什么？

（资金问题、生活便捷，还是情感需求？）

11.请您结合自身实际状况，将下列服务需求进行排序：①医疗护理服务；②康复训练；③日常起居照料；④心理精神慰藉。

12.您最需要接受什么样的心理精神慰藉照护呢？（如：家人或朋友的陪伴；专业的心理咨询等）

13.在社区卫生服务中心（乡镇卫生院）是否有您签约的家庭医生？您知道他的联系方式吗？

14.您的家庭医生通常会为您提供哪些服务？（①中医针灸；②定期身体检查；③心理精神慰藉服务；④康复训练等）您希望家庭医生还在其他哪些方面对您提供帮助？

15.您的家庭医生通常在什么情况下会为您提供上门服务？一年内大约有几次上门服务？每次为您上门服务时间大约有多长？除了上门服务还有其他哪些服务方式（如电话访视等）？

16.签约家庭医生服务对您的居家养老生活有哪些具体的改变？通常情况下，家属能够配合家庭医生开展哪些工作？

17.您对目前受到的照护服务的设施质量和服务效果满意吗？您觉得目前这种照护方式还有什么不足？或者您有什么其他的需求？

18.您对提供居家照护服务的人员素质有什么要求？您觉得是否必须为专业人员？如：医生、护士、康复治疗师等？您是否愿意接受社区志愿者为您提供志愿服务？（例如陪伴聊天或其他服务等）

19.过去一年内，有没有哪些部门或个人给您提供过一些帮扶或福利政策？如果有，请介绍具体内容。

20.目前您的医疗护理费用主要由谁承担？您购买了商业医疗保险吗？如果有，保险会承担您部分的照护费用吗？

21.您认为针对失能老人开展居家养老服务，以下各方应当具体负责哪些工作？他们分别在哪些方面需要改进？

①政府相关部门：

②家庭医生团队：

③家庭成员：

④社会（包含社区等社会团体）：

⑤老年人自身：

22.您认为以下各方应当分别为失能老人居家养老服务，承担多大比例的照护责任？（以10分制分配，例如政府2，家庭医生团队3，家庭成员3，社会1，个人1。）

①政府相关部门　②家庭医生团队　③家庭成员　④社会（包含社区等社会团体）　⑤老年人自身

23.您觉得针对您目前的居家照护状况最需要解决的问题是什么？您对老年人居家照护模式有哪些改进建议？

附录四： 签约失能老人的家庭医生访谈提纲

访谈编号□□□□

签约失能老人的家庭医生访谈提纲

尊敬的家庭医生：

您好！

我们正在进行一项"失能老人居家照护"的相关调查，旨在了解失能老人居家照护服务现状及困境，失能老人对相关服务的需求程度及服务开展的有效性。本次访谈主要通过对话形式进行，需要耽误您30分钟左右的宝贵时间，访谈采取匿名化，且内容将严格保密，访谈结果仅用于课题研究。为保证访谈的有效性，请您如实回答每个问题。衷心感谢您的支持与参与！祝您工作愉快！

"北京市失能老人居家照护研究"课题组

访谈对象：_____

访谈员：_____

访谈时间：____年____月____日   访谈地点：

1.性别：①男　②女

2.年龄：

3.文化程度：

①初中及以下　② 高中/中专/技校　③大专　④本科　⑤研究生及以上

4.您目前从事的岗位？

①全科医生　②专科医生　③中医医生　④康复医生　⑤护理人员　⑥防保人员　⑦药剂人员　⑧其他（请注明）

5. 您所在的家庭医生团队或者您个人目前签约的居民共计多少人？其中签约的老年人有多少人？签约的失能老人有多少人？他们的失能等级分布情况如何？

6. 您认为失能老人的服务需求与普通老年人的服务需求区别主要在哪里？管理失能老人与管理普通的签约服务对象，有何不同？

7. 您及您的团队为失能老人通常提供哪些服务？目前为失能老人提供的服务哪些是免费的？哪些是收费的？通常采取哪些服务方式？服务开展中存在哪些困难？被服务对象是否会提出签约服务内容之外的其他需求？请阐述。

8. 您或您所在的家医团队通常多久会为失能老人提供一次上门服务？（免费服务及收费服务）（①半年一次；②一季度一次；③一个月一次；④其他）大多数时候一次上门服务需要占用多长时间？您如何将上门服务与您日常的门诊诊疗工作时间合理协调开来？

9. 在您为失能老人提供上门服务的过程中，家属或其他看护人员是否会在一旁观看您的服务？有多少失能老人的家属（配偶或子女等）会定期向您询问老人的健康状况？您是否需要定期与其家属进行沟通？您希望失能老人家属能够协助您提供哪些服务？

10.您认为在对失能老人提供居家照护服务的过程中，目前存在的关键问题或主要障碍有哪些?(如政策制定、资源分配、老人或家属不配合、团队人手不足等问题)。家庭医生针对失能老人的服务开展中与其他相关机构或部门之间合作是否存在困难?

11.您认为导致上述问题出现的主要原因是什么?您希望由谁来解决(政府部门、医院、失能老人家庭、社区)?如何解决?

12.您认为依靠家庭医生和失能老人家属是否能够满足老人的大部分需求?如果不能,那您认为志愿者和居委会等社会团体是否应当参与失能老人的居家照护?您认为志愿者可以为失能老人提供哪些服务?对参与照护服务的志愿者有哪些基本素质要求?

13.您认为家庭医生团队与社会养老服务机构在针对失能老人提供居家照护服务方面所发挥的作用有何区别?

14.您认为针对失能老人开展居家照护服务,以下各方应当具体负责哪些工作?他们分别在哪些方面需要改进?

①政府相关部门:

②家庭医生团队:

③家庭成员:

④社会(包含社区等社会团体):

⑤老年人自身:

15.您认为以下各方应当分别为失能老人居家照护服务,承担多大比例的照护责任?(以10分制分配,例如政府2,家庭医生团队3,家庭成员3,社会1,个人1。)

①政府相关部门 ②家庭医生团队 ③家庭成员 ④社会(包含社区等社会团体)⑤老年人自身

16.针对辖区内的失能老人居家照护现状,您认为亟待解决的问题有哪些?您对失能老人居家照护服务模式有哪些具体的改进建议?

附录五：社区卫生服务中心管理者访谈提纲

访谈编号□□□□

社区卫生服务中心管理者访谈提纲

尊敬的管理者：

您好！

我们正在进行一项"失能老人居家照护"的相关调研，旨在了解失能老人居家照护服务现状及困境，失能老人对相关服务的需求程度及服务开展的有效性。本次访谈主要通过对话形式进行，需要占用您30分钟左右的宝贵时间，访谈采取匿名化，且内容将严格保密，访谈结果仅用于课题研究。为保证访谈的有效性，请您如实回答每个问题。衷心感谢您的支持与参与！祝您工作愉快！

"北京市失能老人居家照护研究"课题组

访谈对象：_____

访谈员：_____

访谈时间：____年____月____日   访谈地点：

1. 性别：男　女

2. 年龄：

3. 文化程度：①高中/中专/技校　②大专　③本科　④研究生及以上

4. 您所在社区卫生服务机构目前签约居民数量是多少？其中签约老年人数量多少？签约失能老人数量多少？失能等级分布情况如何？

5. 您所在机构的家庭医生团队为失能老人主要提供哪些服务？失能老人及其家属是否有提出签约服务内容之外的其他需求？比如除医疗服务需求之外的康复需求、心理慰藉需求等，需求主要集中于哪些方面？

6. 您认为失能老人和普通老人的服务需求最大的区别在哪？管理失能老年人与管理一般的签约服务对象有何不同？

7. 您所在机构对于为失能老人开展家庭医生签约服务的家庭医生团队，是否给予额外的经费补贴？目前团队人员开展失能老人居家照护服务的积极性如何？

8. 作为基层医疗卫生服务机构的管理者，您认为承担失能老人的居家照护问题是否对机构医护人员形成较大的压力？如何平衡医护人员的付出与回报？

9. 您觉得家庭医生为失能老人提供居家照护服务，现阶段主要存在哪些困境？（比如家属配合意愿低，家医团队人手不足，医护人员上门服务风险高，激励机制不健全，配套政策不完善等）

10. 您认为产生上述问题的主要原因是什么？您希望由谁来解决（政府部门、医院、失能老人家庭、社区）？如何解决？

11. 您的社区卫生服务机构所在地的社区（乡镇）内是否有养老机构？如有，机构的举办主体是谁？目前接纳多少老人？

12. 您认为家庭医生团队与社会养老服务机构为失能老人提供居家照护服务，二者发挥的作用区别在哪？社区卫生服务机构所在地的社区居委会（乡镇政府），每年针对失能老人是否会开展相关服务？服务开展中与社区卫生服务机构之间是否会进行相应的沟通？

13. 您认为是否需要志愿者等社会力量参与失能老人居家照护的过程？对此类志愿者有哪些基本素质要求？

14. 针对辖区内的失能老人现况，您认为选择哪种照护模式更有利于改善失能老人的生命质量（居家、机构、社区日间照料等）？

15. 您认为针对失能老人开展居家照护服务，以下各方应当具体负责哪些工作？他们分别在哪些方面需要改进？

①政府相关部门：

②家庭医生团队：

③家庭成员：

④社会（包含社区等社会团体）：

⑤老年人自身：

16. 您认为以下各方应当分别为失能老人居家照护服务，承担多大比例的照护责任？（以10分制分配，例如政府2，家庭医生团队3，家庭成员3，社会1，个人1。）

①政府相关部门 ②家庭医生团队 ③家庭成员 ④社会（包含社区等社会团体）⑤老年人自身

17. 针对失能老人这一群体，您认为老人自身是否有健康管理能力？是否应当为个人健康承担责任？

18. 您认为政府部门应当制定哪些举措来推进失能老人居家照护服务的发展？您对失能老人居家照护服务模式有哪些具体的改进建议？

附录六：卫生行政部门管理者访谈提纲

访谈编号□□□□

卫生行政部门管理者访谈提纲

尊敬的领导：

您好！

我们正在进行一项"失能老人居家照护"的相关调研，旨在了解失能老人居家照护服务现状及困境，失能老人对相关服务的需求程度及服务开展的有效性。本次访谈主要通过对话形式进行，需要占用您30分钟左右的宝贵时间，访谈采取匿名化，且内容将严格保密，访谈结果仅用于课题研究。为保证访谈的有效性，请您如实回答每个问题。衷心感谢您的支持与参与！祝您工作愉快！

"北京市失能老人居家照护研究"课题组

访谈对象：_____

访谈员：_____

访谈时间：____年____月____日   访谈地点：

1.性别：男　女

2.年龄：

3.文化程度：①高中/中专/技校　　②大专　　③本科　　④研究生及以上

4.您从事目前岗位的时间？您的工作内容中涉及老年人的主要有哪些？

5.您所在区内有多少65岁以上老年人口？其中失能老人数量有多少？失能等级分布情况如何？

6.您所在区针对失能老人制定了哪些相关政策？对于失能老人如何进行帮扶？

7.您所在区有多少家养老机构？机构性质是怎样的？机构能够接纳多少老人？目前大约有多少失能老人入住养老机构？

8.您所在区有没有哪些居委会/村委会开展了针对失能老人的"敬老爱老"特色活动？如有，活动内容和活动形式有哪些？

9.您所在区的失能老人主要选择哪种照护模式？（居家、养老机构、社区日间照料）您认为其选择的主要原因是什么？失能老人居家照护服务模式的优点和缺点有哪些？

10.您认为失能老人最主要的服务需求有哪些？分别应该由谁来为失能老人提供相应服务？（医疗服务需求、情感陪伴需求、心理慰藉需求等）不同服务提供主体之间如何进行合作？

11.有别于一般的老年人，您认为针对失能老人群体开展服务有哪些困境和顾虑？

12.您觉得是否需要志愿者参与失能老人居家照护服务？对此类志愿者有哪些基本素质要求？志愿者承担的主要服务应该有哪些？

13.您认为家庭医生服务团队与社会养老服务机构在失能老人居家照护服务中发挥的作用有何区别？

14.您认为针对失能老人开展居家照护服务，以下各方应当具体负责哪些工作？他们分别在哪些方面需要改进？

①政府相关部门：

②家庭医生团队：

③家庭成员：

④社会（包含社区等社会团体）：

⑤老年人自身：

15.您认为以下各方应当分别为失能老人居家养老服务，承担多大比例的照护责任？（以10分制分配，例如政府2，家庭医生团队3，家庭成员3，社会1，个人1。）

①政府相关部门　　②家庭医生团队　　③家庭成员

④社会（包含社区等社会团体）　　⑤老年人自身

16.针对失能老人这一群体，您认为老人自身是否有健康管理能力？是否应当为个人健康承担责任？

17.您认为政府部门应当制定哪些举措来推进失能老人居家照护服务的发展？您对失能老人居家照护服务模式有哪些具体的改进建议？

后　记

　　写作，与其说是一段艰难思考的过程，不如说是一种静谧独享的回忆。这三年来，我与研究生们一同走村入户，轻轻地敲开每一位老人紧闭的家门，被主人获准入室落座后，从起初的陌生拘谨到熟悉信任后的促膝长谈，那些与失能老人及其家庭照护者的共处时光，像多彩而又鎏金的岁月碎片，在我的脑海中频繁浮现，且时常让我陷入深思：我们究竟该如何面对失能老人这一群体？他们又希望被别人如何看见并对待？在写作的过程中，我以研究者的身份对调研所得的鲜活资料，进行客观且翔实的再现，而对于困境的分析和路径的探索，我更多的是以实地观察和切身体验后的他者角度来直抒胸臆。

　　随着我国人口老龄化程度的不断加剧，失能老人这一特殊群体的长期照护问题越来越受到社会各界的关注。2019年至2022年，依托北京市社会科学基金项目"健康责任视域下首都失能老人居家照护的多元主体协作机制研究"，我与我的研究生们寒来暑往一次次走进社区，遴选各具特色的失能老人家庭，在事先征得他们的同意后登门入户开展深度访谈。三年来，我们共计走访了118户失能老人及其家庭照护者，"118"不仅仅是一个数据的囊括，在每一个数据背后都是一幅幅真实的生活印记，更是一个个家庭的生动写照。在此，我要对每一位接受调研的失能老人及其家人表达我内心深处最为热忱的敬意和由衷的感激，是他们毫无保留地将自身的特殊经历馈赠于我们，才使得我们的研究得以如期进行。于我而言，在研究的过程中，也收获了一笔至诚至贵的生活阅历和人生财富。

你我，终将老去。在老化的过程中皆有可能发生不同程度的机体功能丧失，当这一天来临时，我们会因丧失自我照护能力而不得不依赖于他人的照护。因而我们每一个人都可能会陷入由失能而致照护的生存境遇。家，是每一个人身心停靠的港湾，居家照护不仅是老年人"在地老化"的切实诉求，也是我们每一个人对于"爱与温暖"的本质祈盼。实地调研中，每到一户，我们都会仔细询问老人的身体状况、家庭情况以及现存困境等，耐心地倾听老人讲述子女和家庭的故事以及一生的浮沉。访谈常常因各种在场的突发状况而时断时续地进行，我们会静静地耐心等待，在交谈中我们会认真关注老人的精神状态和情绪变化，适时地给予我们应有的真诚关切。

数十年来，每每与研究生们一起背上简易的行囊，走入社区乡镇抑或村落地头，总会有一种"此刻，我在现场"的视觉冲击和内心感动。在经年累月接触到的数以千计的研究对象中，最让我为之动容并总能引我陷入深思的仍是与失能老人及其家庭照护者的促膝长谈。

谈及失能老人这一群体，多数人会认为他们是苦难的化身，他们品味黄昏的凄风冷雨，孤苦难挨、濒临绝望的生存境遇，在积弊烦琐的世态镜像中，总是处在被遗忘的角落。但我们眼中的失能老人的苦难，又何尝不是我们臆想出来的苦难？如若我们总带着一种居高临下的目光去俯瞰他们的人生，难免会流露出何不食肉糜和自以为是的悲悯。在调研的过程中，我时常反省，究竟该以何种态度来对待这一特殊群体？在讲述他们的故事时，我又该以何种方式来解读他们别样的人生？犹记得在访谈一位失能老人时，她斜靠在床头低声向我诉说："有人说我们是被遗忘的一群人，可我却不这样认为，我觉得我现在的生活还是比较幸福的，家里的生活条件和前些年相比也变得好多了，还有成天伺候我关心我的家人……"老人的一席话，扫去我先前在思考失能老人群体可能面临的困境时心中所积郁的阴霾。看着她卧病在床但对自身遭遇却仍显得如此云淡风轻，我内心深处受到极大触动，这让我开始重新审视我对他们的看法以及我们与他们之间的关系。

离开他们的现场，回到我的生活日常，可脑海里他们的身影却莫名地久久挥之不去。这，或许正成为我坚持写下去的不竭动力，我要努力去呈现他们的真实人生，我更希望他们的晚年岁月能够更加自洽自为且舒适惬意。

在走访失能老人的过程中，我不仅深刻地感受到人间真情所在，也明白生命的价值所在。他们中的一些人，在身体不能力行的境况下，依然对生活、对周围的人和事充满了希冀与感恩。我想，这大概就是生命的顽强，每一位失能老人及其家属均给予我们极大的支持与帮助。也正是在这一次次的实地访谈中，逐渐加深了我对于失能老人这一群体的真切认识，看到了每个生命背后的脆弱与坚强并存，每个家庭之中的痛苦和温情共在。毋庸置疑，失能老人长期居家照护中的诸多困境犹在，失能老人的生存境况仍不容乐观，这不仅需要失能老人及其家属的真诚配合，更需要家庭医生、社会志愿者以及政府等多元主体的勠力齐心协同奋进，借此来推动失能老人居家照护服务体系的至臻完善。

在"互联网＋"一路高歌猛进且全面渗透的当下，我们时常会因忙碌的生活而忽视了身边的老人。这些年我回乡探亲的次数寥寥，在线问候的话语常常表现得程式化有余而温情不足。但是，老人对于我们的牵挂却一直那么深切而隐忍地存在，他们寂冷的精神世界，需要我们为人子女者能够多给予其一丝丝的光和温暖。对于失能老人的长期照护，更是需要家人付出大量的时间和精力，访谈中有不少家庭照护者难掩身心疲态，甚至负面情绪外溢。有时，我们无法做到真正地感同身受，但我们会尽力尝试着去理解并与之共情。对此，我依然坚信，苦难向来不值得被歌颂，值得歌颂的是在苦难中挣扎着踽踽独行的人们。在帮助和照顾失能老人的过程中，我们不能以居高者的姿态去施舍你自以为是的怜悯，而需以平等的地位去沟通和倾听他们内心的呼声，只有当失能老人不再被视为"他们"，而是被认为平凡普通亦如"我们"，世界才会没有"被遗忘的角落"。

"尊老、敬老、爱老"，历来倍受我们的传统文化所推崇。我们应该在身体力行的情况下，给予老人更多的关怀与照顾，让老人感受到晚年生活的温馨，让他们更有获得感、幸福感和安全感，从而真正实现"老有所养、老有所依、老有所乐、老有所安"。近年来，国家多措并举助力失能老人的长期照护，以医养结合等一系列服务为触手来缓解单一家庭照护之艰辛，使得失能老人在多方全力支持下可以获得更为优质的服务和更加舒适的生活。

诚如党的二十大报告中所倡导的："发展养老事业和养老产业，优化孤寡老人服务，推动实现全体老年人享有基本养老服务。"新时代下的健康老龄化和积极老龄观，需要我们作为研究者转变相对固化的养老观念，顺应新的政策引领，探寻健康老龄化战略下失能老人居家照护的适宜路径。正是对于失能老人群体的条分缕析式的研究，让我有了更深的思考和体悟，也让我更加坚定信念继续深入探索老年群体的健康问题，以期推动老年健康照护体系的优化与发展。我祈盼以一己微薄之力和热忱丹心，投身老年健康发展事业，助燃老年群体晚年生活中的点滴之光，让每一位老人都能活得更好，让我们自己也能在将来更有意义地老去。

在本书付梓之际，我要诚挚地感谢首都医科大学医学人文学院对书稿的出版资助，让我的心愿得以达成，在收获个人点滴成长的喜悦之时，难掩心中的感激之情。

感谢我的研究生张如意、张志颖、翟绍琪、张佳荧等，正是有了你们毫无保留的信任和鼓励，以及每一次深入现场无惧风雨无怨无悔的全身心投入和全程陪伴，更有赖于你们对每一份调研资料的细心整理和深入挖掘，才让我在屡屡遭遇困难打算放弃的时候，又重拾信心和勇气。这些年亦师亦友的共处，让我获益良多。

感谢我挚爱的家人，在每一个假期，当我背起行囊再次出发，你们总是从不问缘由地倾心倾力地支持和笃定笃行地鼓励。置身爱与包容之中，往后余生，唯有感动。

彭迎春

2022 年 11 月 16 日

于深秋的北京